その痛み、仙腸関節障害かも？

腰・お尻・足の痛みが消える腹横筋エクササイズ

早稲田大学スポーツ科学学術院教授
スポーツドクター、整形外科専門医
金岡恒治 著

ベースボール・マガジン社

はじめに

本書を手に取ったかたのほとんどは、ご自身が体に痛みを抱えているか、家族や友人が体のさまざまな部位の痛みに悩まされているのではないでしょうか。実際に周囲を見渡してみると、体の痛みを訴える人は枚挙にいとまがないほどいます。ひざ痛、肩こり、股関節痛《こかんせつつう》、首痛、背部痛……そのなかでもとくに多いのが腰痛に悩む人たちです。

厚生労働省の調査研究によると、腰痛を抱えている人は全国に約２８００万人もいます。これは、日本人の４人に１人が腰痛に悩んでいる計算になります。また、２０２２年国民生活基礎調査では、自覚症状が多い症状として、男女とも1位に腰痛があげられています。

なぜ、これほどまでに腰痛の人が多いのでしょうか。四足歩行から二足歩行に進化した人類にとって、腰痛は宿命といわれています。二足歩行をするために直立したことで、腰椎《ようつい》（背骨の腰の部分）に大きな負担がかかり、腰痛を発症しやすくなったというわけです。確かに動物の腰痛というのは聞いたことがありません。例外はダックスフントで、これはダックスフントが若いころから軟骨に変性を起こしやすい「軟骨異栄養犬種《なんこついえいようけんしゅ》」に分類されるためだそうです。

私は、現代の医療体制にも問題があるのではないかと思います。腰痛を引き起こす病気としては、腰部椎間板《ようぶついかんばん》ヘルニア、腰部脊柱管狭窄症《ようぶせきちゅうかんきょうさくしょう》、変形性腰椎症、腰椎すべり症などがあげられます。こうした診断がついた場合、病名に応じたガイドラインどおりの標準的な治療を受ければ、かなりの確率で症状は治癒《ちゆ》します。

問題は、こうした診断が下されなかった場合です。画像診断で骨に異常が認められず、神経の症状もない腰痛は、すべて「腰痛症（正式には非特異的腰痛症）」と診断されます。腰痛症と診断されると、たいがいは消炎鎮痛剤《しょうえんちんつうざい》（痛み止め薬）か湿布薬《しっぷやく》、あるいはその両方を処方され、「しばらく様子を見ましょう」ということになります。

しかし、**痛み止めも湿布薬も対症療法《たいしょうりょうほう》（一時的な症状の改善のみを目的とした療法）であり、根本的な治癒には至りません**。原因が不明なわけですから、当然といえば当然です。こうして、薬や湿布がなくなったら再び外来に出向き、画像検査を受けて、初診のときと同じように「様子を見ましょう」といわれ続ける〝腰痛難民〟が次々と生まれていくというわけです。

私は、こうした負のスパイラルに陥《おちい》りがちな腰痛症を治癒させる方法を模索するなかで、ある一点に注目しました。私が専門とするスポーツ医学の分野において、特徴的な腰痛のあることに気づいたのです。それは、痛む部位も痛みの種類も独特で、しかも特定の競技、具体的にはフェンシングの選手にとくに多い腰痛でした。

その腰痛が、本書のテーマである「仙腸関節障害《せんちょうかんせつしょうがい》」です。

一般の読者のみなさんにとっては、仙腸関節障害といわれても、あまりなじみがなく、ピンとこないかもしれません。仙腸関節という関節の存在自体、初めて耳にする人も多いのではないでしょうか。

実は、整形外科の世界でも、仙腸関節について正しく理解している医師は多くありません。なかには、仙腸関節には障害など起こりようがないと考えている整形外科医もいるほどです。そのため、**仙腸関節障害による腰痛を腰部椎間板ヘルニアや腰部脊柱管狭窄症と誤診され、適切な治療を受けることができずに、腰痛に苦しみ続ける患者さんが少なからず存在するのです。**

もしかしたら、あなたの腰痛も仙腸関節障害によるものかもしれません。いや、腰痛以外の痛みであっても仙腸関節障害の可能性はあります。本書では、そのようなかたがたのために、仙腸関節障害とはどのような病気で、どのようにすれば治癒するのかをわかりやすく解説します。

そして、一般のかたでも家庭で簡単にできる画期的なセルフケアをくわしく紹介します。腰痛のセルフケアというと、筋力をアップさせるトレーニングや、体のバランスを整える体操、バンドやゴムチューブを使ったエクササイズなどをイメージする人が多いことでしょう。しかし、本書で紹介するのは、いずれの方法でもありません。一見すると腰痛とはあまり関係のなさそうな部位を、ほんの少し動かすだけです。ほんの少し動かすだけですから、つらさとは無縁です。時間も場所も道具も必要としません。しかも、その効果はきわめて高く、臨床の現場においてもすぐれた成果をあげているのです。

意外な部位をほんの少し動かすことは、実は人間に本来備《そな》わっている動きを再現することになります。さまざまな理由から、その本来の動きを失ってしまった現代人が、本書で紹介するセルフケアによって本来の動きを取り戻し、一人でも多くのかたがつらい痛みから解放されたら、著者にとって望外の喜びです。

2024年1月

金岡恒治《かねおかこうじ》

その痛み、仙腸関節障害かも？　目次

第3章 仙腸関節障害を撃退するセルフケアを初公開

第4章　仙腸関節障害を改善させた体験者の手記

デザイン　はんぺんデザイン
イラスト　庄司　猛
写真　犬童嘉弘（p53、p55、p57）
校正　脇坂やよい
編集　狩野元春（ヤンドラ）

第1章

原因のわからない痛みに悩まされていませんか？

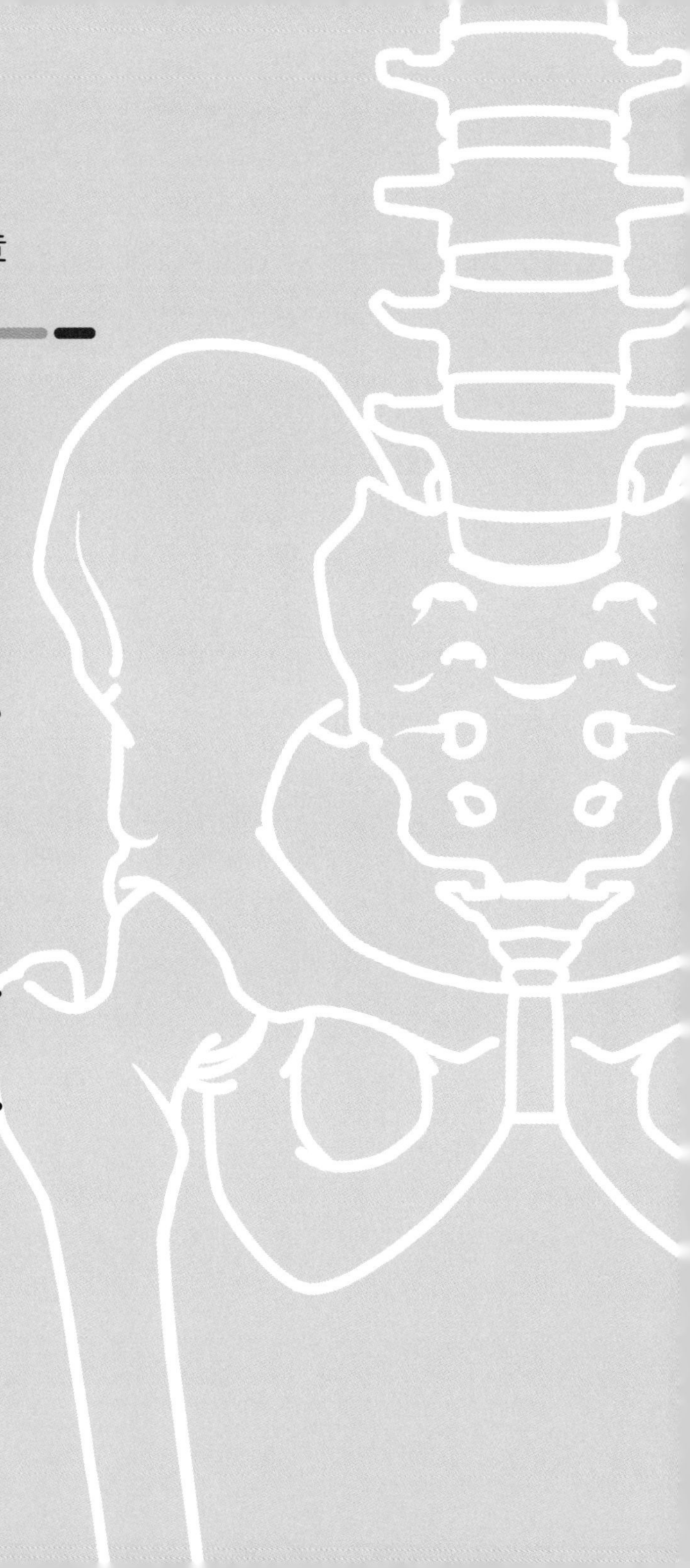

体のさまざまな痛みを招く現代社会

「最近、起き上がるときに腰が痛くて」
「ひざが痛くて歩くのもしんどい」
「肩がパンパンに張ってなかなか眠れない」

中高年になると、多くのかたが体のさまざまな部位の痛みを訴えるようになります。

これらは、加齢に伴《ともな》って骨粗鬆症《こつそしょうしょう》（骨の中がスが入ったように空洞状になる病気）が進行したり、軟骨《なんこつ》がすりへったり、靭帯《じんたい》（骨と骨をつないでいる弾力性のある線維）が肥厚《ひこう》したり、血行が悪くなったりすることが原因と考えられます。

ただし、最近では、こうした症状を訴えるのは、中高年の専売特許というわけでもなくなりました。10～20代の若い世代からも、同様に

「足が常に重だるい」
「一日の終わりに首が痛くなる」

「股関節《こかんせつ》に違和感がある」

といった声を聞く機会が多くなっています。

こうした傾向は、現代社会の構図と密接にリンクしています。交通網が発達し、歩く機会がめっきりへったうえに、街中にはエレベーターやエスカレーターはおろか、歩く歩道まで完備されている施設がめずらしくありません。日々の買い物や、映画などの娯楽も、自宅でパソコンの画面を開けば事足ります。**これだけ体を動かす機会が激減すれば、全身の筋力が衰《おとろ》えて、体にさまざまな不調が現れるのは当然の結果といえるでしょう。**

こうした状態に追い討ちをかけているのが、スマホの急速な普及です。いまや、電車の中の乗客を見渡すと、スマホを操作していない人を見つけるのが困難なほどです。その姿は「スマホ依存症」とでも呼びたくなるほど異様な光景に映ります。

全身の筋力が衰えた状態で、前かがみになってスマホを操作し続けていると、次第に姿勢がくずれ、やがて極端なネコ背になります。すると、体のバランスをとるために、下腹を突き出し、ひざを伸ばし切らずに、ペタンペタンと足を投げ出すような歩き方になります。その姿はまるでお年寄りのようです。そう、**現代の若者はお年寄りと同じ姿勢で、同じ歩き方をしているのです。**

したがって、中高年と同じように体の各部に痛みが発生するのは、決して不思議なことではない

わけです。

加えて、2020年には新型コロナウイルス感染症の世界的な拡大により、ステイホームを余《よ》儀《ぎ》なくされ、さらに体を動かす機会が奪われるようになりました。まったくもって、気の毒としかいいようがありません。

機能的腰痛を抱えた患者さんが陥りやすいパターンとは

さて、中高年にしろ、若者にしろ、体に痛みを覚えた人の多くは医療機関を受診します。そこで痛みの原因が突き止められ、その原因に応じた適切な治療を受けることができれば、かなりの確率で痛みを取り去ることができます。

この場合、医療機関では、一般的に保存療法から始め、保存療法でも効果が現れないと手術をすることになります。

保存療法とは、手術以外の治療法の総称で、手術のように原因を直接取り除くことはせずに、症状の改善や緩和をめざす治療法を指します。痛みに対する保存療法には、筋力などを鍛《きた》える運

◎ 医療機関における痛みの治療法

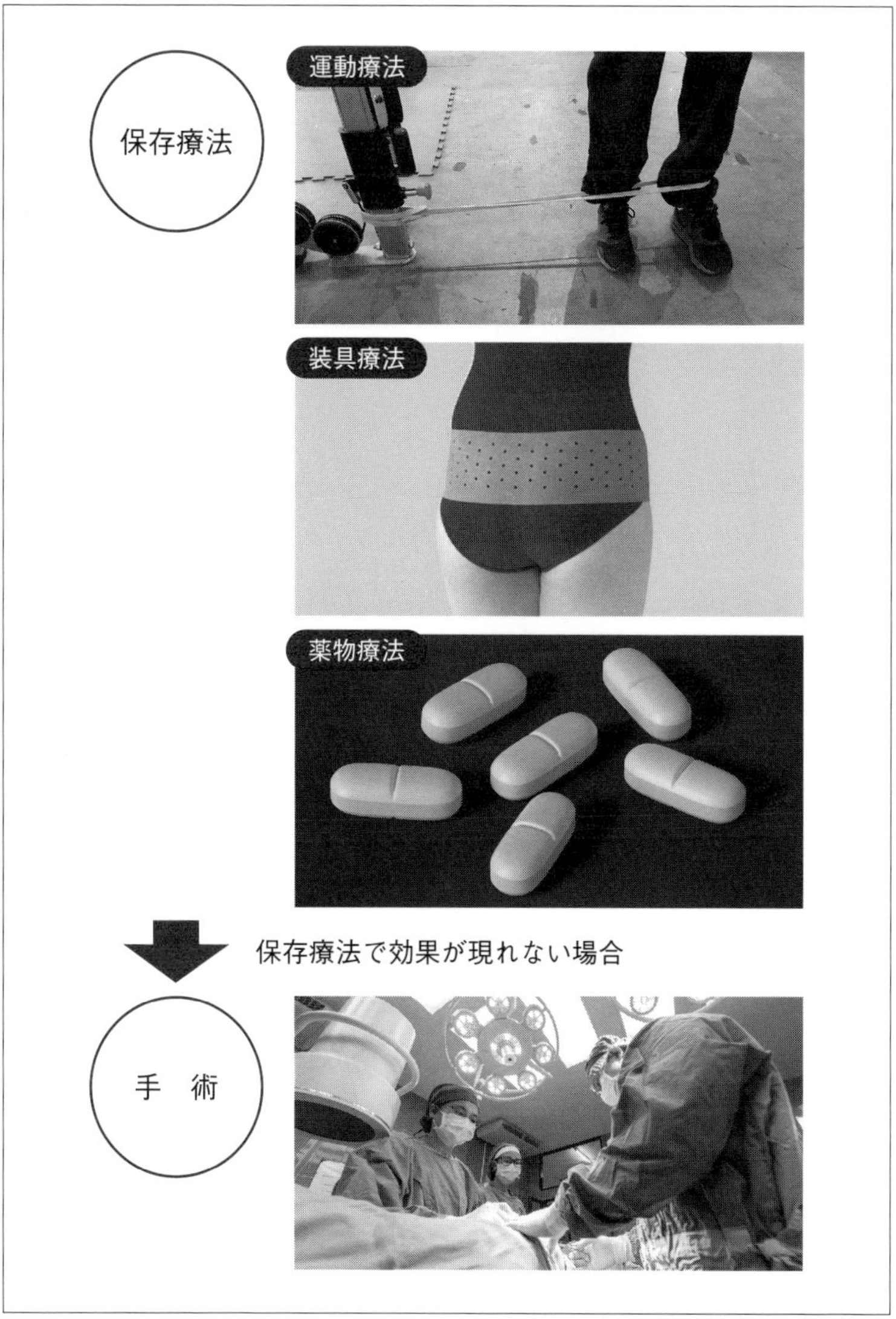

動療法、コルセットやサポーターなどを装着する装具療法、薬を内服したり外用したりする薬物療法などがあります。

わかりやすいように、さまざまな痛みのなかでも患者さんの数が最も多い腰痛を例に説明しましょう。

腰痛のなかでも、レントゲンやＭＲＩ（磁気共鳴画像《じききょうめいがぞう》）といった画像による検査によって異常が認められる腰痛を「器質的腰痛」といいます。具体的には、腰部椎間板《ようぶついかんばん》ヘルニア（背骨を構成する椎骨《ついこつ》と椎骨の間にある椎間板が押し出されて神経を圧迫することによって起こる病気）、腰部脊柱管狭窄症《ようぶせきちゅうかんきょうさくしょう》（神経の通り道である脊柱管の内腔《ないくう》が脊柱の変形によって狭くなり神経が圧迫される病気）、腰椎《ようつい》すべり症（椎骨が前後にずれることで腰痛や神経の圧迫症状が出る病気）、腰椎分離症《ようついぶんりしょう》（背骨の後ろにある椎弓《ついきゅう》が若年時のスポーツ活動などで疲労骨折を起こした状態）などがあげられ、すべて骨や軟骨の異常が原因で発症します。

これらの診断が下されると、症状や進行度合いに応じた治療が施《ほどこ》されます。たとえば、初期の腰部椎間板ヘルニアなら装具療法、重度の腰部脊柱管狭窄症なら骨や靭帯を削り取る手術といった具合です。

とはいえ、残念ながら現代医学といえども完璧なものではないので、保存療法を受けたから

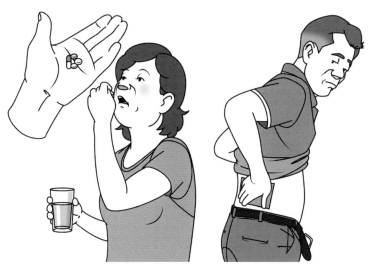

鎮痛剤も湿布も根本的な治療にはならない

100%治るわけではありません。手術も同様で、必ず治ると断言できるものではありません。しかし、医学の進歩は目覚ましく、原因が明らかな場合は治癒《ちゆ》する確率が日々高まっているのは事実です。

問題は、痛みの原因が判明しなかった場合です。前出の器質的腰痛に対して、骨などの構造的な問題が認められない腰痛を「機能的腰痛」といいます。ほとんどの場合、機能的腰痛には「腰痛症（正式には非特異性腰痛症）」という診断名がつきます。原因はわからないが、患者さんは痛みを訴えているとなると、多くの医師は、まずはいまある痛みを軽減させ、症状をこれ以上進行させないことを考えます。そして、消炎《しょうえん》鎮痛剤《ちんつうざい》（痛み止め薬）や湿布薬《しっぷやく》を処方し、こういいます。「安静にして、しばらく様子を見ましょう」と。

しかし、「はじめに」でも述べたように、鎮痛剤も湿布も対症療法《たいしょうりょうほう》（一時的な症状の改善のみを目的とした療法）でしかありません。**一時的に痛みがやわらいだとしても、時間が経過すればぶり返してきます。**ちなみに、市販の湿布薬のパッケージをよく見てみてください。そこには、ごく小さな文字で「本品は一時的に症状を緩和させるものであり、病気を根治《こんち》させるものではありません」といった旨《むね》の文章が印刷されているのを目にすることでしょう。

さて、医師の指示に従って、処方された薬を内服したり外用したりして安静にしていても、しばらくして痛みがぶり返してくると、患者さんは再び医師のもとを訪れます。しかし、せいぜい薬の種類を変えるくらいで、根本的な治療は施されません。やがて患者さんは、その医師から足が遠のき、別の医療機関を受診します。しかしながら、そこでも対応に大差はなく、また別の医療機関を探します。**こうしてたくさんの医療機関を渡り歩く「ドクター・ショッピング」を重ねた挙げ句の果てに、〝腰痛難民〟が次々と誕生するのです。**

その痛みは仙腸関節障害かもしれない

あなたも、そうした〝腰痛難民〟あるいは〝痛み難民〟の一人なのかもしれません。そうしたかたがたのために、今回、私が情報を提供したいのが、本書のテーマである「仙腸関節障害《せんちょうかんせつしょうがい》」です。原因のハッキリしない腰痛をはじめとしたさまざまな痛みに悩んでいる人は、仙腸関節障害を起こしている可能性が高いのです。

仙腸関節障害とは、どのような病気なのかについては、次章でくわしく解説します。

まず、その前に、あなたの痛みが仙腸関節障害によるものであるかを調べてみましょう。

20ページの表をご覧ください。これは、仙腸関節障害のチェックリストです。上から順番に読んで、自分に当てはまる項目にチェックを入れてください。

合計14項目のうち、半分以上、つまり7項目以上にチェックがついたら、仙腸関節障害である可能性はきわめて濃厚と考えられます。医学的な診断方法ではなく、あくまでも一般向けのチェックリストですが、私のこれまでの臨床経験からいって、ほぼ間違いないでしょう。

◉ 仙腸関節障害のチェック表

❶ 仙腸関節のある部位（左ページの図を参照）が痛い	□
❷ 鼠径部（太もものつけ根）が痛い	□
❸ 歩くときや階段を上るときに足に体重がかかると痛い	□
❹ 大股で歩けない	□
❺ イスに座っていると痛いが、正座をすると痛くない	□
❻ しゃがみ込んで作業をすることが多く、作業後が痛い	□
❼ 股関節周囲のストレッチをしたあとに痛い	□
❽ あおむけに寝て片方の足を伸ばして上げると痛い	□
❾ あおむけに寝て片方の足を伸ばして上げると上げた足が重く感じる	□
❿ あおむけに寝て片方の足を伸ばして上げたときに上げた足の位置がどこにあるのかわかりにくい	□
⓫ 足に違和感、しびれ、脱力感がある	□
⓬ 寝返りを打ったときに痛みが出る	□
⓭ 出産の経験がある	□
⓮ 腹部の開腹手術や内視鏡手術を受けたことがある	□

当てはまる項目にチェック（✔）を入れてください

※✔が７個以上あった場合は仙腸関節障害の可能性大

※✔が６個以下でも①～⑧に✔がある場合は仙腸関節障害の可能性大

◉ 仙腸関節がある位置

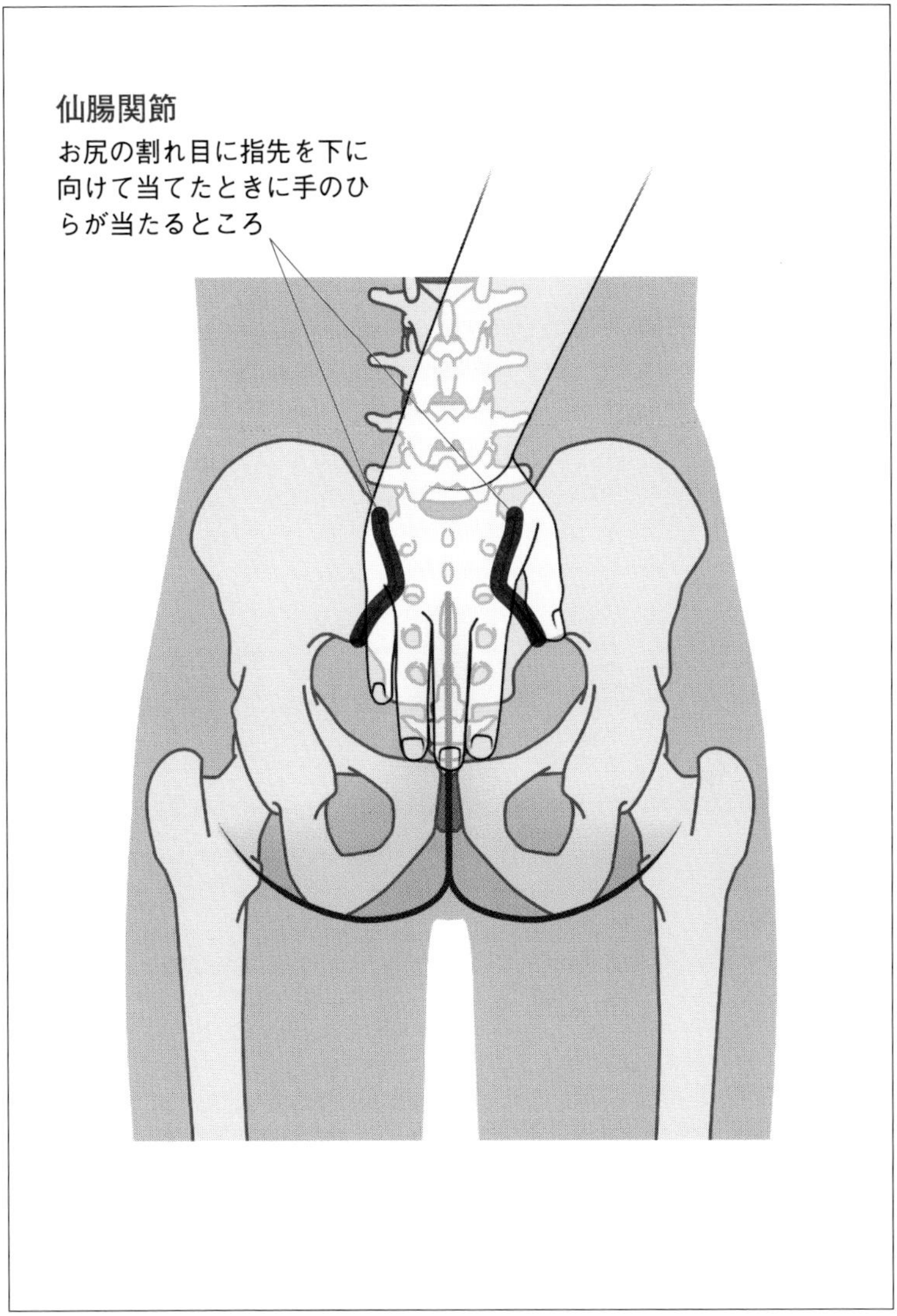
仙腸関節
お尻の割れ目に指先を下に向けて当てたときに手のひらが当たるところ

もちろん、チェックのついた数が6個以下であっても、①〜⑧にチェックのついた人は仙腸関節障害である可能性が高いと考えられます。とくに、①の「仙腸関節のある部位が痛い」にチェックをつけた人は、チェックのついた数に関係なく仙腸関節障害である可能性が高いと考えられます。21ページの図で仙腸関節の位置を確認してみてください。

なお、仙腸関節障害では、ごくまれに、痛み以外の症状が出ることもあります。次章をよく読んで、思い当たることがあれば、医療機関を受診したり、第3章で紹介しているセルフケアを実践したりしてください。

第2章

仙腸関節障害とは

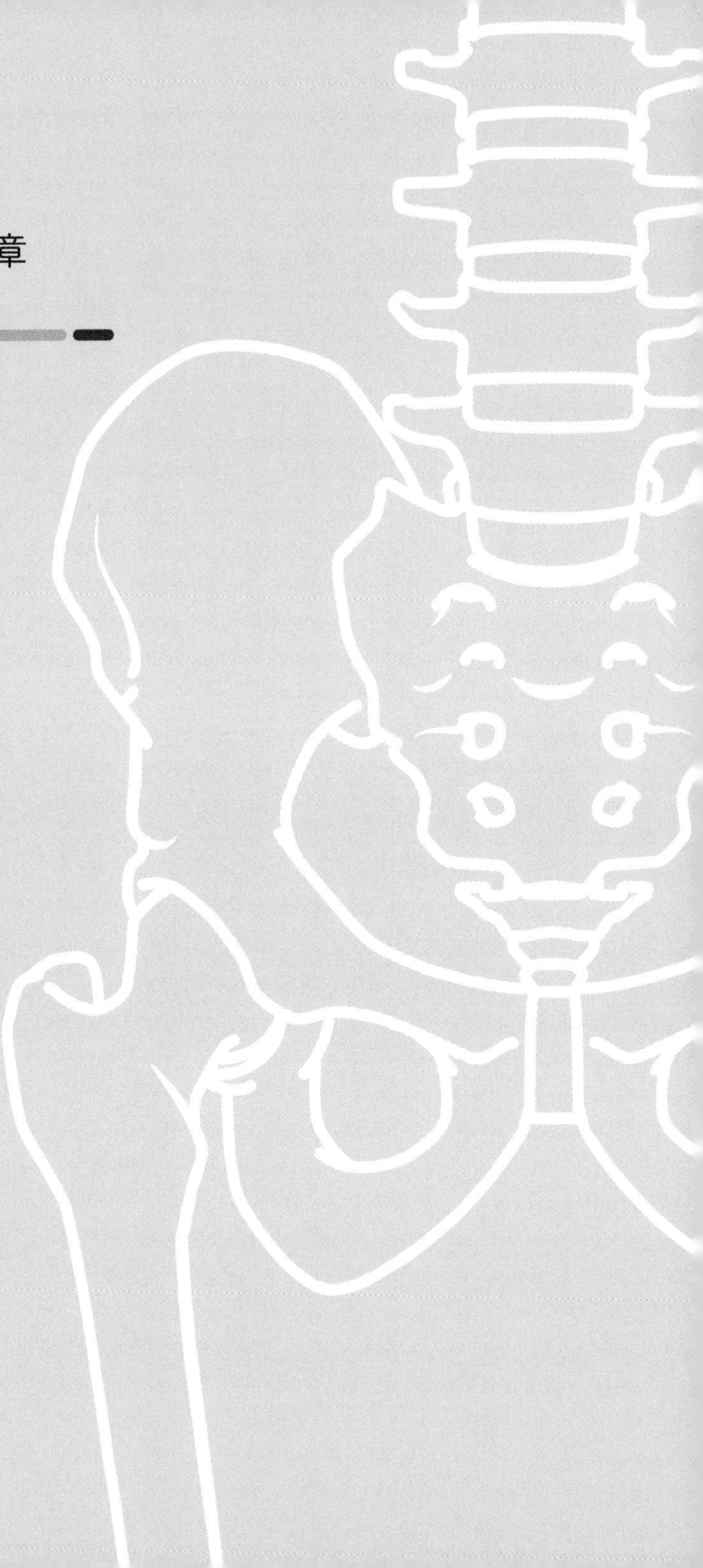

わずかな動きによって骨盤を守る重要な関節

本章では、仙腸関節障害《せんちょうかんせつしょうがい》とは、具体的にどのような病気で、どのようなメカニズムで発症するのかをくわしく解説します。

そもそも仙腸関節とは、どのような関節なのでしょうか。その説明をするために、まず脊柱《せきちゅう》（背骨）の構造から見ていきましょう。

脊柱は、椎骨《ついこつ》という骨が積み木のように重なってできています。上から順番に、7個の頸椎《けいつい》（背骨の首の部分）、12個の胸椎《きょうつい》（背骨の胸の部分）、5個の腰椎《ようつい》（背骨の腰の部分）、そして仙骨《せんこつ》と尾骨《びこつ》で構成されています（左ページの図を参照）。椎骨と椎骨の間には、椎間板というゼリー状の組織があり、脊柱にかかる衝撃をやわらげるクッションの役割を果たしています。

脊柱を横から見ると、頸椎は前方に、胸椎は後方に、腰椎は前方にふくらむ、ゆるやかなS字状のカーブを描いているのがわかります。このカーブは上からかかる重力や頭の重さなどを逃すためのもので、人間が四足歩行から二足歩行に進化する過程で生まれたと考えられています。

◉ 脊柱の構造

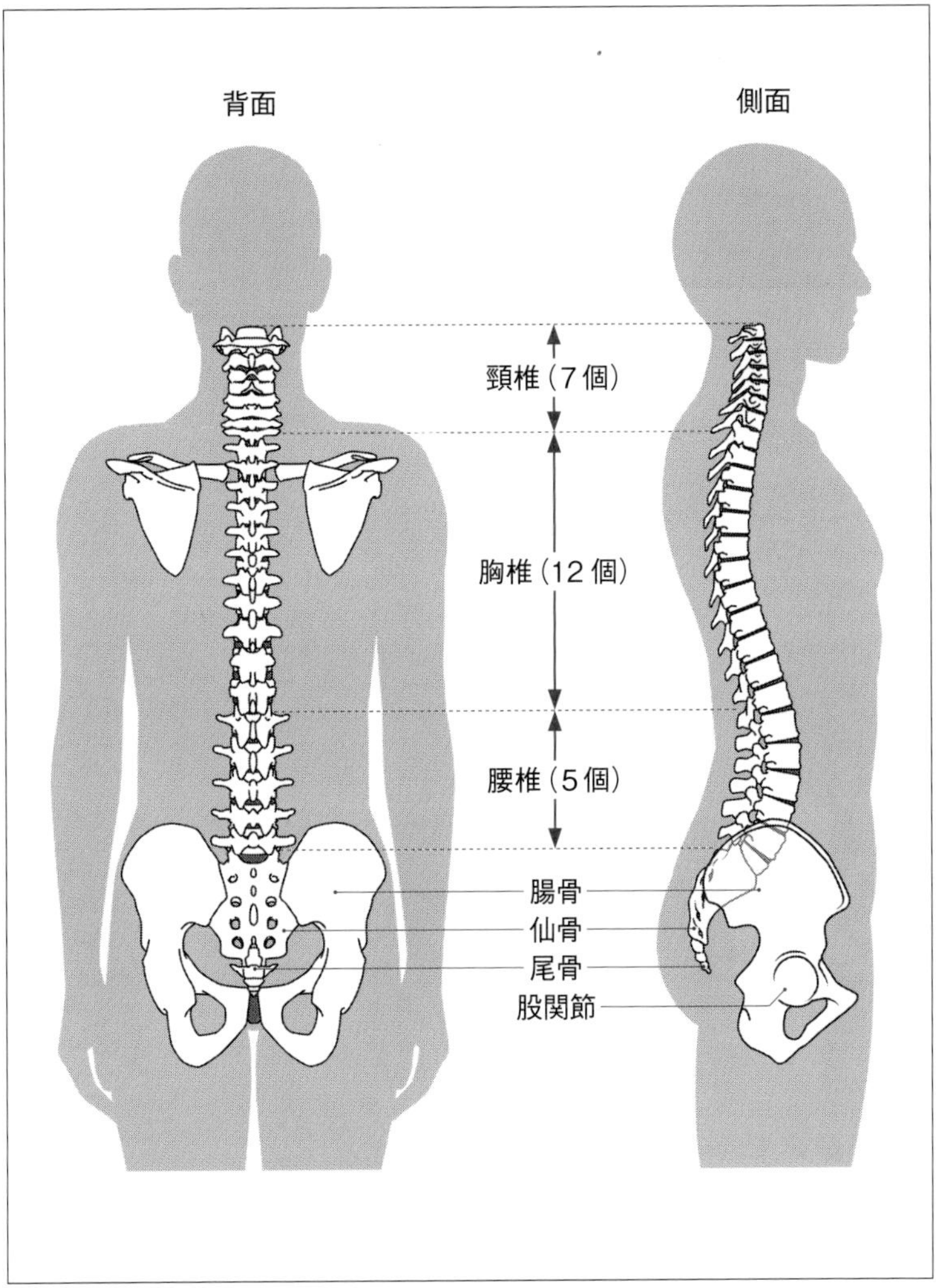
背面
側面
頸椎（7 個）
胸椎（12 個）
腰椎（5 個）
腸骨
仙骨
尾骨
股関節

椎骨は、椎体《ついたい》というおなか側の円柱と、椎弓《ついきゅう》という背中側の突起でできており、椎体と椎弓の間には椎孔《ついこう》という空間があります。この椎孔が積み重なって脊柱管《せきちゅうかん》という管《くだ》を形成しています。脊柱管の中には脊髄《せきずい》や神経が通っています。

脊髄は、痛みの感知と深くかかわっています。筋肉が張ったり、骨が損傷したりすると、侵害受容器という痛みのセンサーが刺激を受けます。この刺激は脊髄を通して脳に電気信号を送ります。その結果、脳が電気信号をキャッチして「痛み」を認識するのです（左ページの図を参照）。

それでは、仙腸関節とはどのような関節で、人体においてどのような役割を果たしているのでしょうか。

29ページの図をご覧ください。**第5腰椎の下にある逆三角形の大きな骨が仙骨です。位置的には、お尻の割れ目に指先を下に向けて当てたときに、手のひらが当たるところにあります。**

仙骨は、下端で結合している尾骨、両側面で結合している寛骨《かんこつ》とともに骨盤輪《こつばんりん》（骨盤の内側にある輪）を形成しています。

寛骨は、上半部を占める腸骨《ちょうこつ》、その下部にある恥骨《ちこつ》、最下部にある座骨《ざこつ》という三つの骨が癒合《ゆごう》してできた骨です。腸骨、恥骨、座骨は、16～17歳くらいまでは互いに軟骨《なんこつ》によって結合していますが、それ以後は化骨癒合《かこつゆごう》し、1個の寛骨となるのです。

◉ 椎骨の構造と痛みのメカニズム

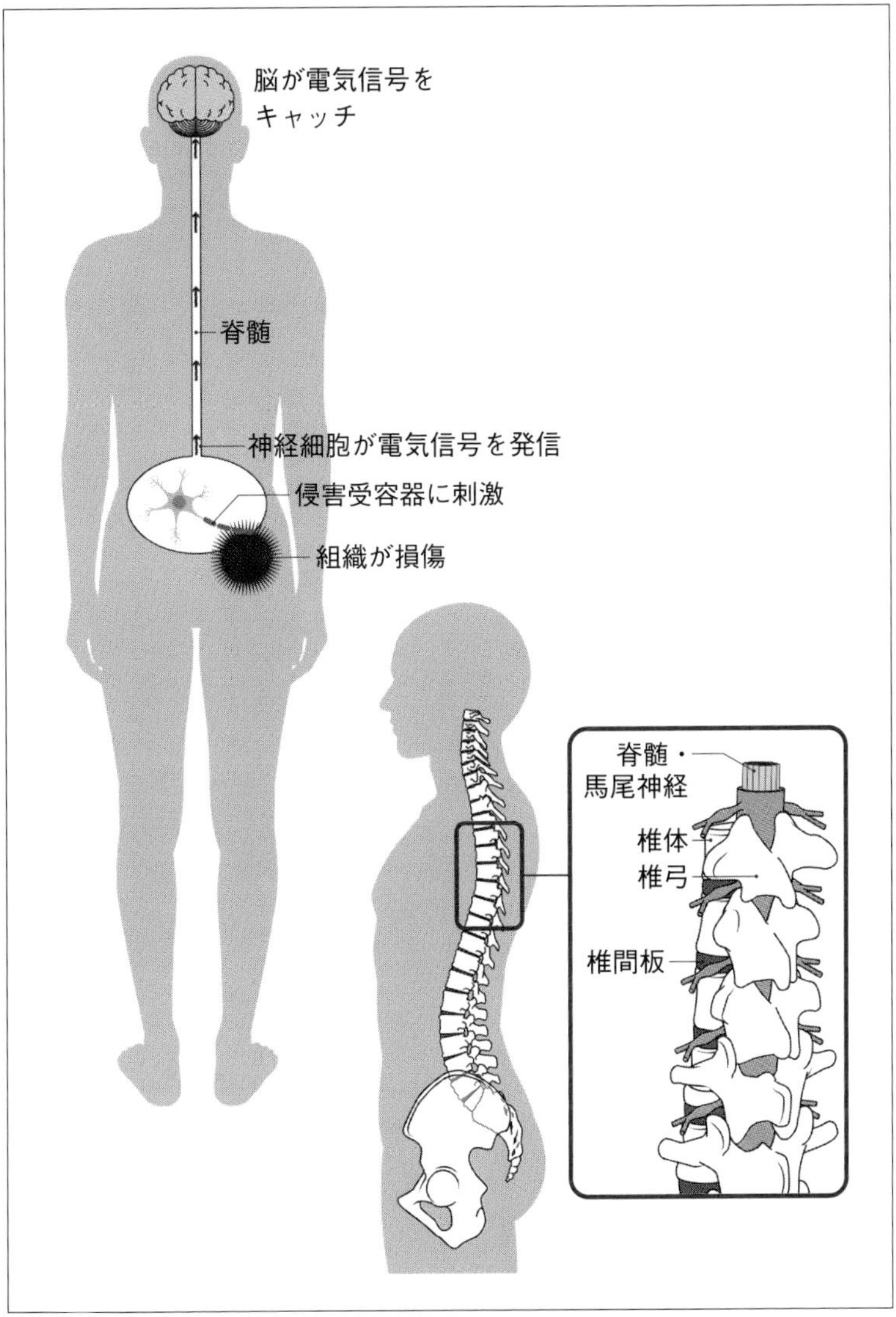

このうち腸骨は、大腿骨《だいたいこつ》（太ももの骨）とつながって骨盤を動かす役割をしています。さらに**腸骨は、仙骨と靭帯《じんたい》（骨と骨をつないでいる弾力性のある線維）でつながって関節を形成しています。それが仙腸関節です。**仙骨と腸骨からなる関節なので仙腸関節というわけです。ちなみに、腸骨という名称は、腸が収まっていることに由来しています。

仙腸関節は、上半身と下半身のつなぎめとして、上半身の重さや地面から衝撃を分散させたり、逃したりして、骨盤を守る重要な働きをになっています。硬い靭帯で幾重にもおおわれているのは、そのためです。

この働きをするために、仙腸関節はほんのわずか、具体的には2～3ミリ動きます。肩甲骨《けんこうこつ》（背中の上部で左右にある逆三角形の大きな骨）が左右に離れているように、骨盤もかつては左右に離れていたと考えられています。それが、人類が二足歩行に進化していくのに伴《ともな》ってだんだんと近づき、現在のように一体化した形になりました。そのため、このように可動域が狭いのです。おそらく、四つ足動物の仙腸関節は、人間の仙腸関節よりも大きく動くのではないでしょうか。

いずれにしても、このわずかな可動域こそが、仙腸関節の真骨頂《しんこっちょう》といえます。**可動域が広すぎると骨盤を安定させることができず、まったく動かないと骨盤をさまざまな衝撃から守ることができないからです。**

◉ 仙腸関節の構造

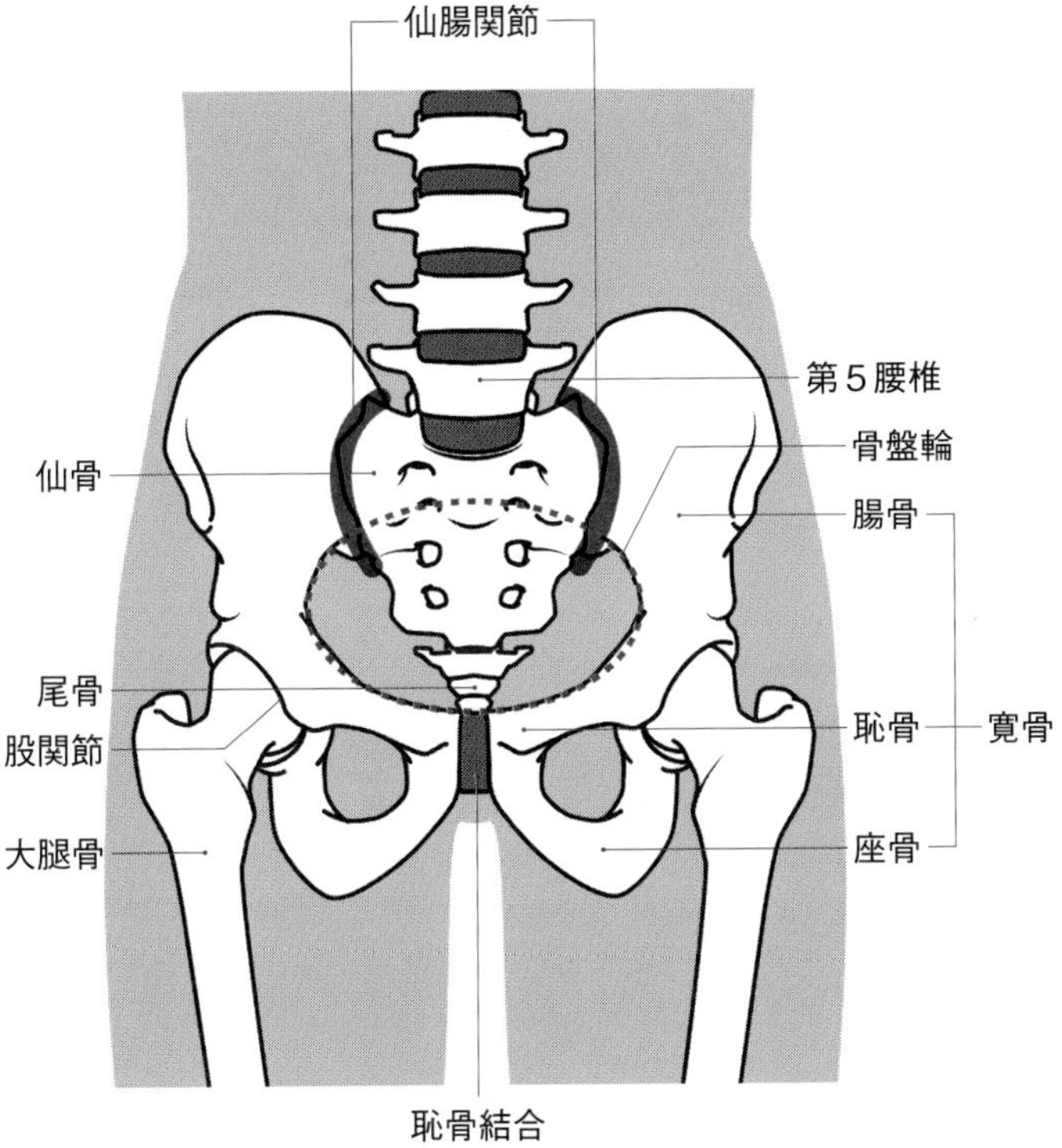

（前から見た図）

中央の点線で囲んだ
円形の部分が骨盤輪

動作や姿勢によってかかる負荷が靭帯を損傷させて発症

それでは、この仙腸関節にどのような障害が、どのような経緯で生じるのでしょうか。

仙腸関節障害と聞くと、関節に問題が生じているイメージがありますが、実は関節そのものに障害が生じることはまれです。**トラブルが起こっているのは、仙腸関節を連結している仙結節靭《せんけっせつじん》帯《たい》、前仙腸靭帯《ぜんせんちょうじんたい》、腸腰靭帯《ちょうようじんたい》といった靭帯なのです。**

極端に股関節を酷使したり、同じ動作ばかりをくり返したり、骨盤に左右非対称の圧迫をかけるような姿勢をとり続けたりすると、仙腸関節の靭帯に負荷《ふか》がかかり、靭帯や靭帯と骨の連結部分に微細な損傷が起こります。すると、その部分に白血球《はっけっきゅう》が集まり、炎症性サイトカインという物質を出します。炎症性サイトカインは局所に血管や神経を延ばして、コラーゲンを作る細胞を集めて損傷部を修復します。このときに、神経や侵害受容器の入ったコラーゲンのかたまりである有痛性肉芽《ゆうつうせいにくげ》ができて、仙腸関節に負担がかかるようなことをしたときに、その刺激によって痛みが出るようになります。

◉ 仙腸関節を連結している靭帯

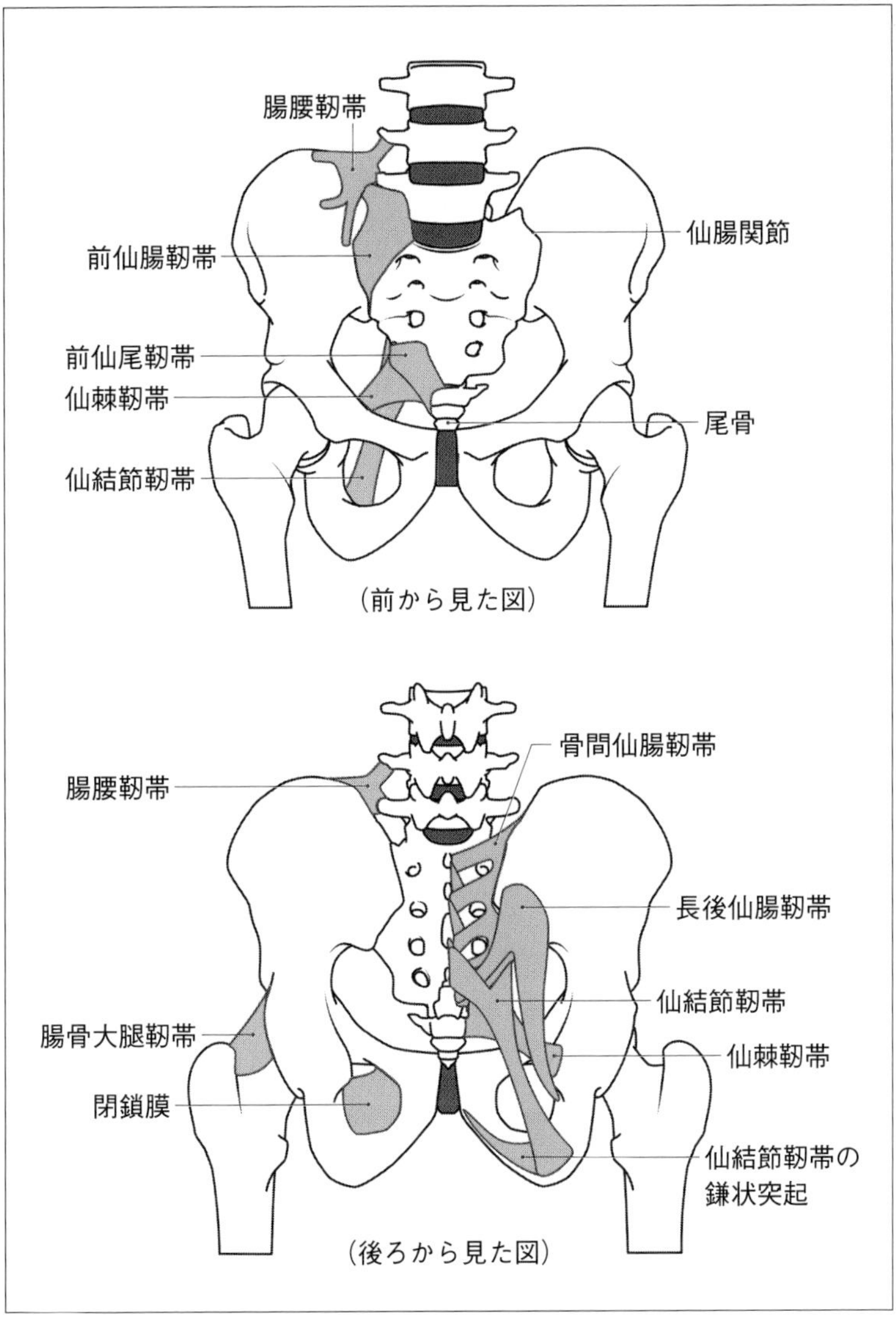

このようにして**骨盤を支える靭帯に負荷が加わることで、仙腸関節周辺に痛みが出るようになるのです**。野球の投手が投球過多になると、ひじに負荷がかかり、ひじの靭帯を損傷して痛みが出てくることをイメージすると、理解しやすいのではないでしょうか。

仙腸関節の靭帯に負荷がかかる姿勢としていちばんにあげられるのは、しゃがみ込んだ状態での作業です。ガーデニングや床掃除など、しゃがみ込んで股関節《こかんせつ》が動かない状態で、前かがみになった姿勢をとり続けると、大きな負荷がかかるのです。

また、**イスに座って同様に前かがみになったり、立った状態で腰を反らせたりしたときにも、仙腸関節の靭帯に負荷がかかりやすくなります**。

さらに、ストレッチ、ヨガ、ピラティスなどで**股関節を極端に動かそうとしたときにも、靭帯に負荷がかかります**。

競技スポーツで最も多いのはフェンシングです。これは、足を大きく広げた状態で上半身を動かすためです。次いで、レスリング、陸上競技と続きます（左ページの上の図を参照）。陸上競技では、同じ動作をくり返すという点で、長距離走の選手に目立ちます。歩くだけでも負荷はかかるので、ウオーキングのやりすぎで痛くなることもあります。

このように、動作や姿勢が大きく影響するため、**患者さんの年齢層は幅広く、中学生くらいか**

◉ アスリートの仙腸関節障害と妊産婦の腰痛

■ 競技別の仙腸関節障害の患者数（患者数１人の競技を除く）

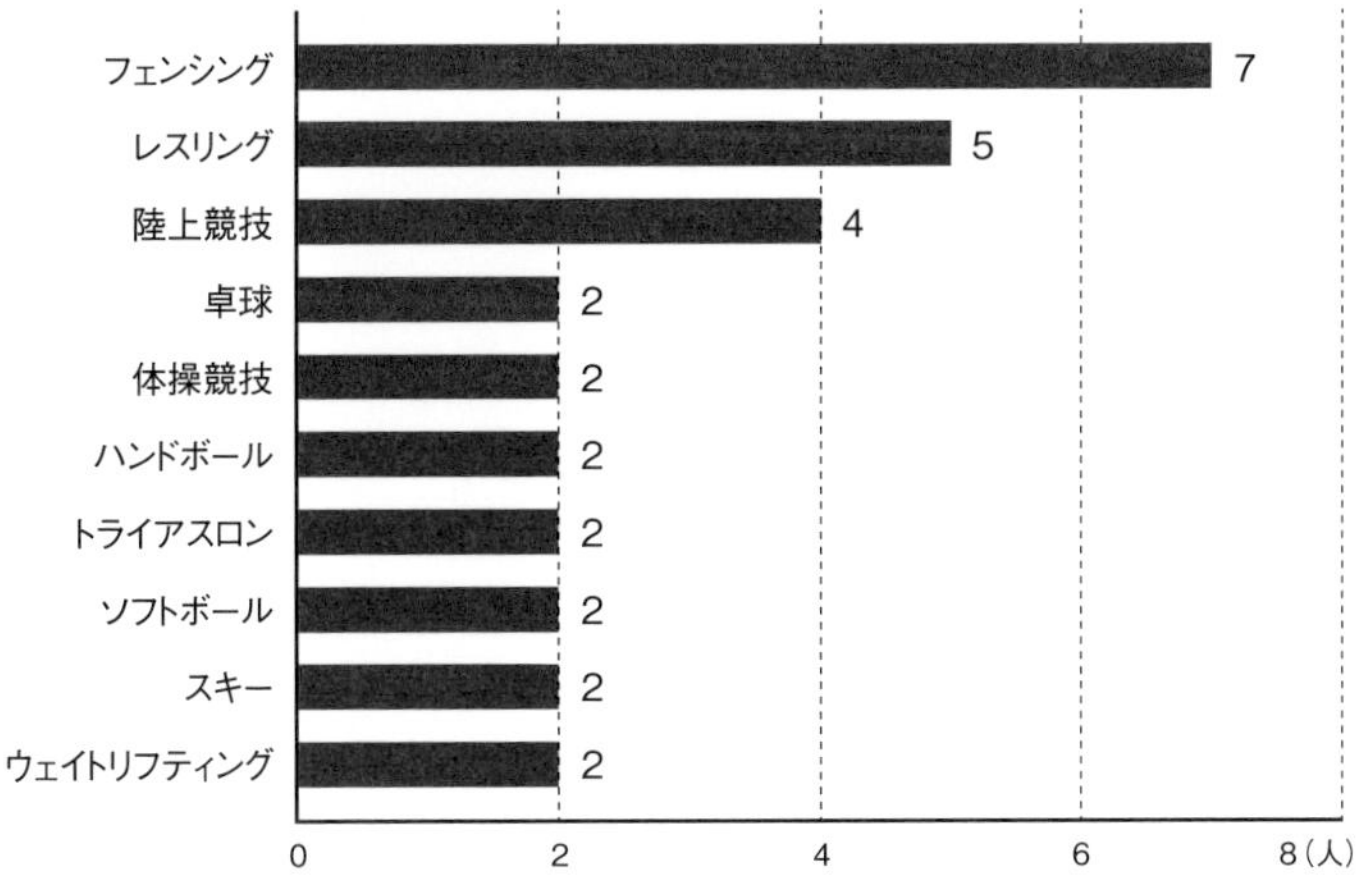

（半谷、金岡ほか：JOSKAS 2014）

■ 腰痛のある妊産婦へのアンケート結果

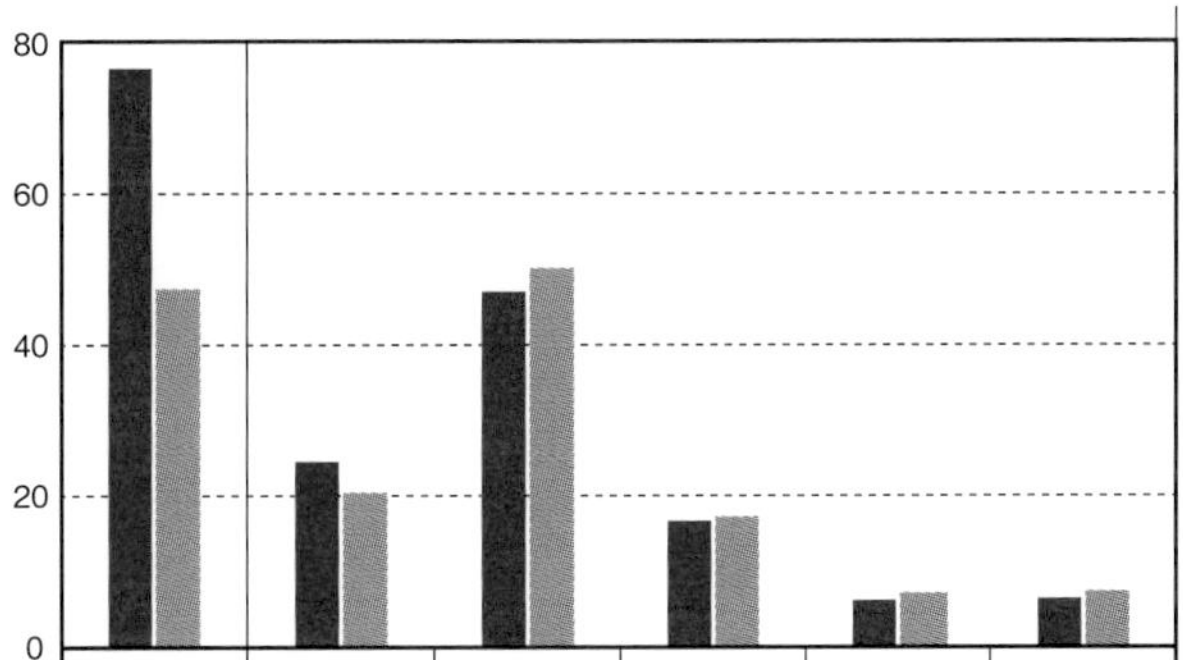

	腰痛全体	腰背部	仙腸関節	臀部	大腿部後面	腸骨稜周囲
妊娠期（n-49）	76.6	24.5	46.9	16.3	6.1	6.1
産褥期（n-30）	46.9	20.0	50.0	16.7	6.7	6.7

（%）

妊産婦の腰痛の約半数は仙腸関節部に生じていた

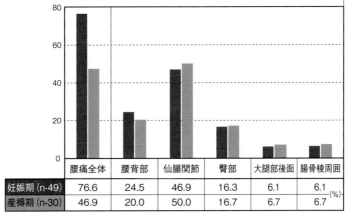

ら中年までが大半です。加齢とともに関節が固まりやすく硬くなっているお年寄りには、意外にもあまり見られません。

男女の比率としては、圧倒的に女性が多い結果が出ています。これは、出産によって骨盤に負荷がかかることや、女性のほうが骨盤が大きいためと考えられます。腰痛を訴える妊産婦に対してアンケートを行ったところ、約半数が仙腸関節に痛みを感じていました（33ページの下の図を参照）。また、仙腸関節障害を抱えたアスリート100人を対象にした調査では、男性が32人に対して女性が68人という結果が出ています。

仙腸関節障害による痛みは、医学上は腰痛に分類されます。これは、仙腸関節の位置からいって、ほとんどの患者さんが「腰が痛い」と訴えることからでしょう。しかし、くわしく問診してみると、実際には、お尻や足、鼠径部《そけいぶ》（太もものつけ根）などが痛むことが多いようです。ごくまれに、会陰部《えいんぶ》（性器と肛門の間の部分）に痛みを感じるという人もいます。

また、こうした痛みに伴って、下肢《かし》のしびれやだるさ、力の入りにくさなどの症状を覚えることもあります。診察の所見としては、足首を持ち上げる力が入りにくくなったり、位置覚《いちかく》（視覚などにたよらずに、自分の体がどういう位置にあるかを判断する感覚）が乱れたりすることが見られます。

誤った認識により誤診されやすい障害

それでは、このような仙腸関節障害に対して、医療機関ではどのような対応をするのでしょうか。この点に関して、残念ながら、日本の整形外科は大きく遅れをとっているといわざるを得ません。

仙腸関節がわずかながらも動くことは、すでに医学的に解明されており、世界共通の常識となっています。ところが、なぜか日本の整形外科医の大半が「仙腸関節は動かない」という認識を持っていて、動かない関節は痛くならないという考えが主流なのです。

仙腸関節が2～3ミリ動くことは前述しました。これは角度にすると2～3度というきわめて狭い可動域となります。そのため、画像などで確認することは非常に困難です。おそらく、「画像で確認できなかったから動かない⇓動かないのだから障害が起こるはずがない⇓仙腸関節障害は存在しない」という思考回路が働いた結果、誤った認識を持ってしまったのでしょう。

したがって、読者のみなさんが医療機関で仙腸関節障害の治療を受けたい場合は、ホームペー

ジなどで仙腸関節障害の治療を謳《うた》っていることを確認してから受診をする必要があります。そうでないと、仙腸関節障害を腰部椎間板ヘルニア（背骨を構成する椎骨と椎骨の間にある椎間板が押し出されて神経を圧迫することによって起こる病気）や、腰部脊柱管狭窄症《きょうさくしょう》（神経の通り道である脊柱管の内腔《ないくう》が脊柱の変形によって狭くなり神経が圧迫される病気）などと誤診され、適切な治療を受けることができない危険性があるからです。

椎間板ヘルニアは前屈したときに痛みが出やすくなり、脊柱管狭窄症は後屈したときに痛みが出やすくなるという特徴があります。そのため、どちらの姿勢をとったときに痛みが出やすくなるかが、両者を見分ける目安となります。

ところが、前述したように、仙腸関節障害は前屈した場合でも後屈した場合でも発症することと、多くの整形外科医が仙腸関節障害の存在を認識していないことなどから、椎間板ヘルニアや脊柱管狭窄症と誤診されることがあるのです。

もし、症状が出ていない程度の軽い椎間板ヘルニアや脊柱管狭窄症があると、仙腸関節からきている痛みが、椎間板ヘルニアや脊柱管狭窄症からきていると誤診されてしまいます。そうなるとたとえ腰の手術を受けて、術後の安静によっていったん痛みがらくになっても、動きだすと痛みが再発し、手術の効果を感じられません。

◉ 腰痛を起こす主な病気と特徴

病名	腰痛誘発動作	腰以外で痛みの出る部位	その他の特徴
椎間板ヘルニア	前屈動作	お尻、鼠径部	下肢の痛み、しびれ
脊柱管狭窄症	後屈動作		間欠性跛行《かんけつせいはこう》、下肢のしびれ
腰椎すべり症 腰椎分離症	後屈動作、回旋動作		
筋筋膜性腰痛	動作の途中、立ち上がり時		漠然とした痛み
仙腸関節障害	前屈動作、後屈動作	お尻、鼠径部	下肢のしびれ・重さ、会陰部の違和感

また、画像検査で何も異常がないのに痛みが続くと、精神的な問題が疑われて、デュロキセチン（商品名「サインバルタ」）をはじめとした抗うつ薬が処方されることもあります。

とはいえ、この数年ほどで、仙腸関節の問題は整形外科医に認知されてきています。これには、整形外科において脊柱を医療用のスクリューで固定する手術がふえたことも影響しています。脊柱を固定した患者さんの仙骨と股関節との位置関係を細かく解析していくなかで、仙腸関節が確かに動いていることが確認され、その情報が広く認知されるようになってきているのです。

診断の決め手はブロック注射

ここで、医療機関における仙腸関節障害の診断法と治療法について解説しましょう。

診断で重要視されるのは、痛みのある部位です。**多くの仙腸関節障害の患者さんには、仙腸関節部に圧痛《あっつう》（押したときに感じる痛み）があります。また、鼠径部やお尻やひざ、足などに痛みがある場合もあります。**

お尻や下肢に痛みやしびれがある場合には、腰部での神経の圧迫による座骨神経痛が疑われるため、症状が強い場合にはＭＲＩ（磁《じ》気《き》共鳴《きょうめい》画像《がぞう》）検査を行い、椎間板ヘルニアや脊柱管狭窄症を発症していないかを調べます。

また、あおむけに寝た状態で片方の足を真っすぐ伸ばしたまま上げていくＳＬＲテストも行います。ＳＬＲテストは、Straight Leg Raising Test の略で、椎間板ヘルニアの場合、足を上げていくと座骨神経が引っぱられることで下肢の痛みが出てくるので、どの位置で痛みが出るかをチェックします。このとき、自分の力で足を上げようとすると、仙腸関節障害のある人は、下肢

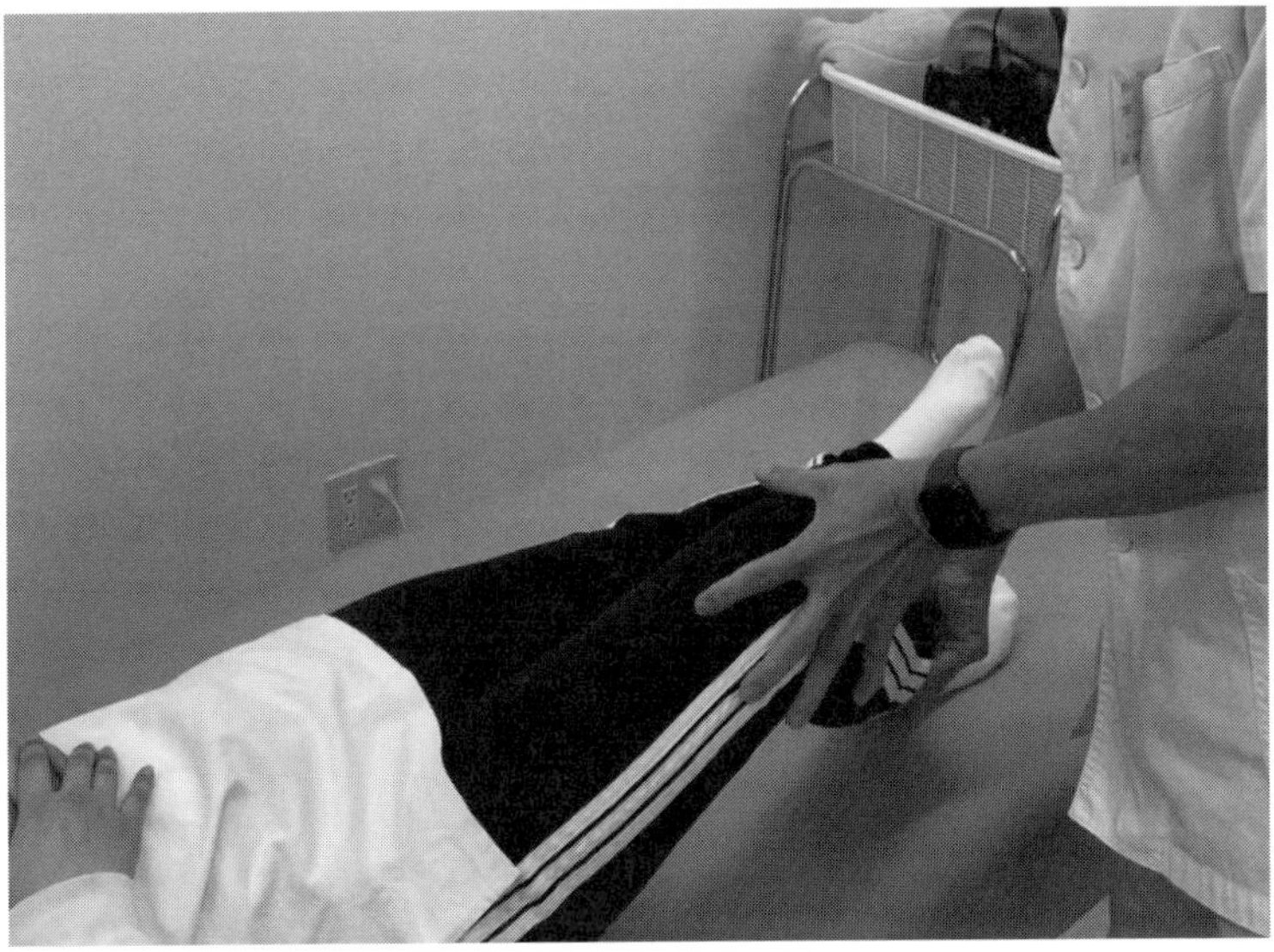

診断にあたってはさまざまなテストを行う

の重みで骨盤輪に負荷が加わり、いつも感じている痛みが出てくることがあります。

このようにSLRテストでは、椎間板ヘルニアでも仙腸関節障害でも痛みが出るので、両者を見分けることが大切です。

さらに私は、リポジショニングテストという下肢の位置感覚を確認するテストを行っています。これは、34ページでふれた骨盤が不安定なことによって生じる下肢の位置覚に異常がないかを調べる検査です。

あおむけに寝た状態で片方の足を持ち上げ、いったん足を下ろし、もう一度同じ位置に足を上げてもらいます。仙腸関節に異常がない場合は、ほぼ正確な位置に戻せますが、異常があると大きな誤差が生じます。

これらの評価方法は、一般のかたが家庭で行うこともできるので、自分が仙腸関節障害ではないかと思う人は活用するとよいでしょう。家庭でのやり方は第3章でくわしく紹介しています。

仙腸関節障害を診断するときには、仙腸関節に痛み止めの注射を打って痛みが取れるかどうかを確認する「診断的ブロック注射（痛む部位に麻酔薬を注入する注射）」を行います。この注射を行うことで、これまでの疼痛《とうつう》が軽減していくこともあるため、治療効果も期待されます。

仙腸関節障害の治療法としては、ブロック注射のほかに、ＡＫＡ博田法《はかたほう》をはじめとした徒手《としゅ》療法《りょうほう》（患者さんの体に手でふれて行う手技）、骨盤ベルトを装着する装具療法などがあります。これらの保存療法でも効果が得られない場合は、最終手段として仙腸関節固定術という手術が行われています。

私が仙腸関節障害の患者さんを診療するときには、こうした治療法のほかに、ある画期的な運動療法を実践しています。現時点で、この治療法を行っている整形外科医はほとんどいません。本章の最後に、この運動療法についてくわしく紹介しましょう。

改善のカギを握るのは腹横筋が動くタイミング

私たちが実践している仙腸関節障害の治療法のポイントになるのは、仙腸関節を取り巻く筋肉にあります。

仙腸関節を取り巻く筋肉としては、腹直筋《ふくちょくきん》、外腹斜筋《がいふくしゃきん》、内腹斜筋《ないふくしゃきん》、腹横筋《ふくおうきん》といった腹筋群《ふっきんぐん》、仙骨の上部にある脊柱起立筋《せきちゅうきりつきん》、腸骨の下部にある骨盤底筋群《こつばんていきんぐん》などがあります。このうち、腹直筋、外腹斜筋、内腹斜筋、脊柱起立筋は体の表層近くに存在するアウターマッスル（表層筋）で骨盤《こつばん》外在筋《がいざいきん》と呼ばれ、腹横筋と骨盤底筋群は体の深部に存在するインナーマッスル（深層筋）で骨盤《こつばん》内在筋《ないざいきん》と呼ばれます（43ページの図を参照）。

これらのなかで、仙腸関節に重要な役割を果たしているのが、腹筋群のなかで最も深部にある腹横筋です。腹横筋は、おなかをへこませるときに動く筋肉で、おなか全体をコルセットのようにぐるりとおおう形で存在し、骨盤を安定させる働きをしています。

そういうと、腹横筋を鍛《きた》えるトレーニング、すなわち腹横筋の筋トレによって仙腸関節障害を治療していると思われることでしょう。しかし、私たちが実践しているのは、腹横筋の筋力をアップさせることではありません。腹横筋をほかのアウターマッスルよりも先に動かす「タイミング」を是正することによって、骨盤輪が安定し、仙腸関節に加わる負担がへることで、痛みが取れていくのです。そのメカニズムを説明しましょう。

腹筋群は体の表層近くから腹直筋、外腹斜筋、内腹斜筋、腹横筋の順に層をなして構成されています。体を動かすときには、腹横筋が働いて骨盤輪を安定させることで、スムーズな動きが可能になります。なお、腹横筋が働くと、それに連動して骨盤底筋群も働き、骨盤輪の安定を補助します。

しかし、アウターマッスルが先に働くと、体の動きによって骨盤輪をゆがめるような力が働き、骨盤輪を支えている靭帯に負担が加わります。この負担がくり返し作用することで、仙腸関節の一部分が炎症を起こし、そこに小さい傷ができて、その傷を修復するために血管や神経が集まってきて〝痛みスイッチ〟をつくります。そして、骨盤輪に負担が加わったときに、そのスイッチに刺激が入り、痛みが生じるのです。

私たちが行った実験では、これらの腹筋群だけを動かそうとして、おなかに意識を集中してヘソを引き込むと、まず腹横筋が働き、それから1秒もしないうちにアウターマッスルである内腹

⊙ 主な腹筋群と仙腸関節障害の関係

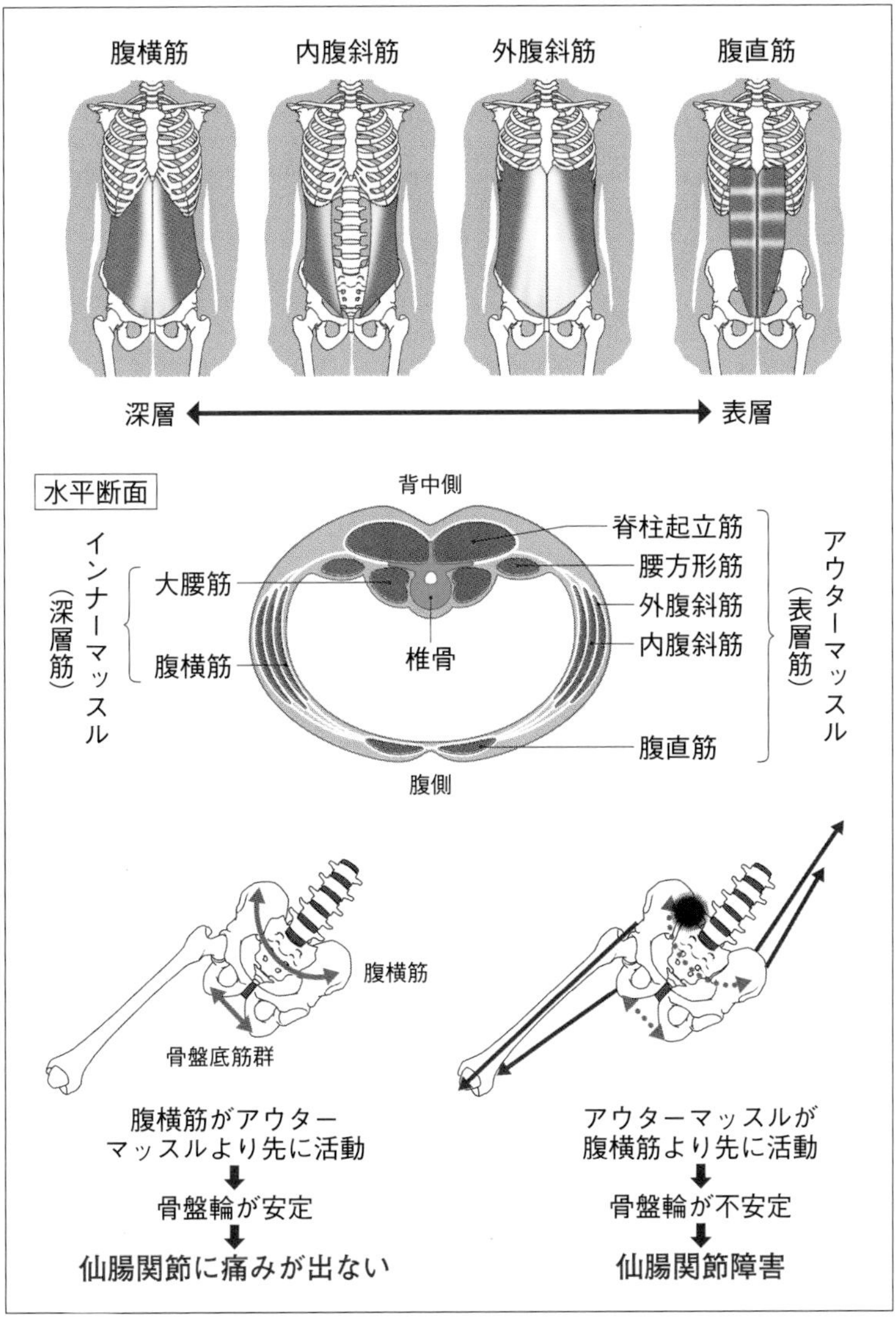

腹横筋
内腹斜筋
外腹斜筋
腹直筋
深層
表層
水平断面
背中側
インナーマッスル（深層筋）
大腰筋
腹横筋
椎骨
脊柱起立筋
腰方形筋
外腹斜筋
内腹斜筋
腹直筋
アウターマッスル（表層筋）
腹側
腹横筋
骨盤底筋群
腹横筋がアウターマッスルより先に活動
骨盤輪が安定
仙腸関節に痛みが出ない
アウターマッスルが腹横筋より先に活動
骨盤輪が不安定
仙腸関節障害

斜筋が活動を始めることがわかりました。つまり、腹横筋だけが働いているわずかな時間に体を動かし始めるという絶妙なバタイミングが大切なのです。

このタイミングは、本来、本能的に備《そな》わっているもので、誰もが無意識のうちに腹横筋を先に動かしています。しかし、さまざまな原因によって、現代人は腹横筋を先に働かせる使い方ができなくなっています。たとえば、腹部の手術を受けて痛みのためにしばらく腹筋が使えなかった人、指導者から「体幹を固めろ」といわれて間違った使い方を覚えてしまったアスリート、心理的なプレッシャーがかかるなかで知らないうちに筋肉の緊張が強まった人などがいます。

仙腸関節が痛くなるきっかけとしては、このほかにも妊娠や出産で仙腸関節に大きな負担がかかったこと、スポーツ動作で大きな負担をかけたこと、ヨガやピラティスで無理な力を骨盤にかけたことなどがあげられます。また、仙腸関節から生じた腰痛がなかなかよくならないことで、心理的な負担もかかり、アウターマッスルの活動が高まって、結果的に腹横筋が先に働くことができずに慢性的な痛みに悩まされることもよくあります。

このように、腹横筋が先に働くためにはアウターマッスルはリラックスしておかなければならず、アウターマッスルが過剰に活動するような状況では、アスリートの競技パフォーマンスも低下してしまいます。男子ハンマー投げの金メダリストで現スポーツ庁長官である室伏広治《むろふしこうじ》氏は、アテネオリンピックの競技のときに、自分の気持ちを落ち着け、いわゆる「ゾーン」に入るために、アウターマッスルの過剰な活動を抑え、丹田《たんでん》を、すなわち腹横筋を意識するようなポーズをとっていました（くわしくは50ページのコラムを参照）。このことからも、体を効率よく、痛みを出さずに動かすためには、腹横筋が先に働くことが重要と考えます。

腹横筋先行収縮・単独収縮指導の実際

それでは、私たちが実践している治療法の具体的なやり方を紹介しましょう。なお、この治療法では、腹横筋がアウターマッスルよりも先に単独で動くように指導することから、私たちはこの治療法を「腹横筋先行収縮《しゅうしゅく》・単独収縮指導」と呼んでいます。

まず、患者さんには診療ベッドの上にあおむけに寝てもらいます。この状態で、腹部にエコー（超音波）機器のプローブ（探触子《たんしょくし》）を当てると、プローブから出たエコーが体内で跳ね返り、腹部内の様子が診療ベッドの横に設置したモニターに映し出されます。

47ページの写真をご覧ください。これは、モニターに映し出された患者さんの腹筋の層で、上

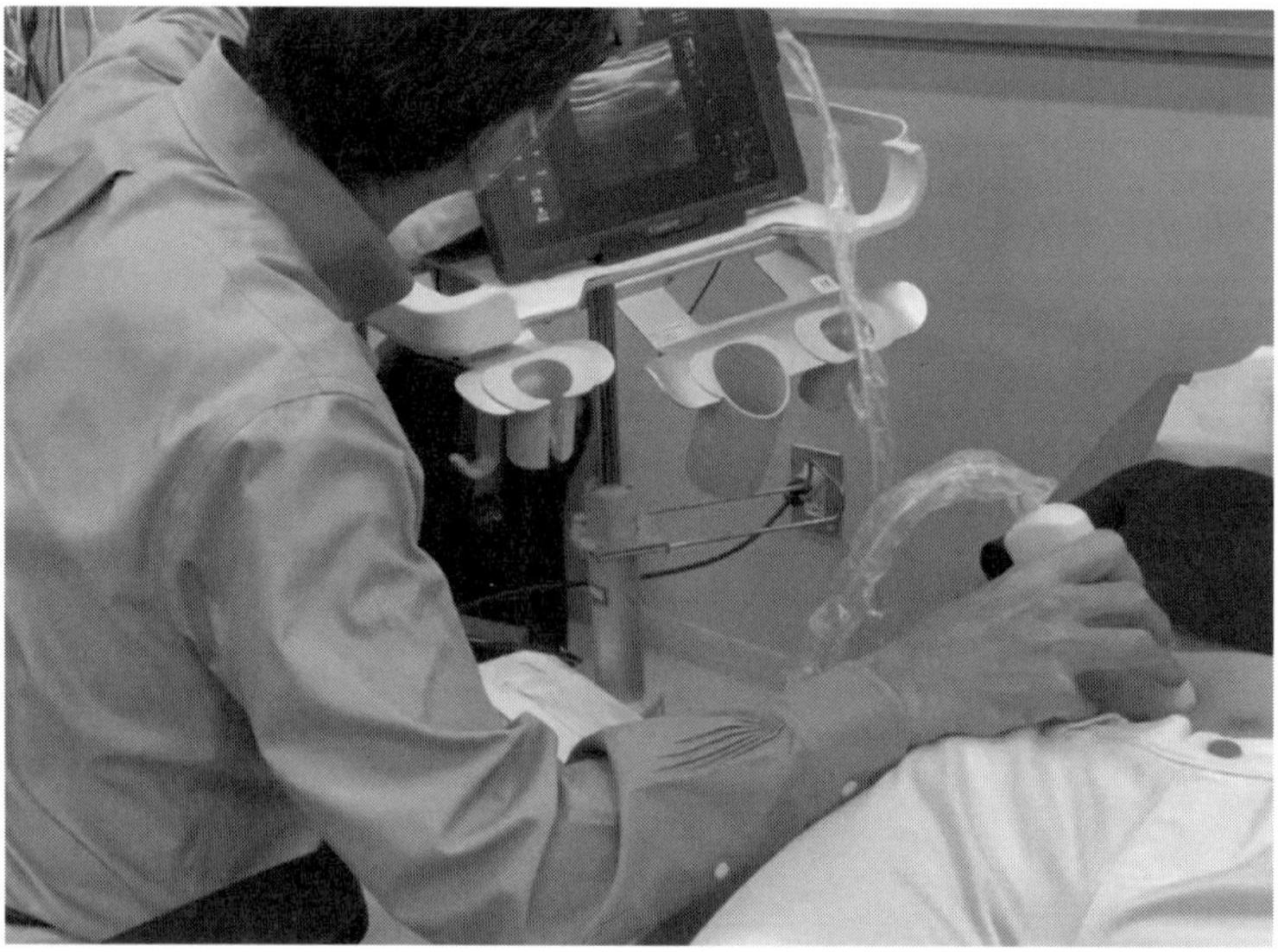

腹横筋先行収縮・単独収縮指導を行う著者

から順番に外腹斜筋、内腹斜筋、腹横筋となります。このいちばん下の層が上の2層よりもほんの一瞬早く動くように練習をします。仙腸関節に痛みがある人の多くは、腹横筋を単独で動かすことがむずかしく、それがうまくできなければアウターマッスルよりも先に腹横筋を働かせることはできません。そのため、まずは内腹斜筋を働かさせないようにして腹横筋だけを動かす方法を身につけさせます。

長年の間、アウターマッスルである内腹斜筋を先に動かすことが習慣になっている人は、なかなかうまくできません。しかし、前述したように、もともと人間の本能として備わっていた動きなので、根気よく続け

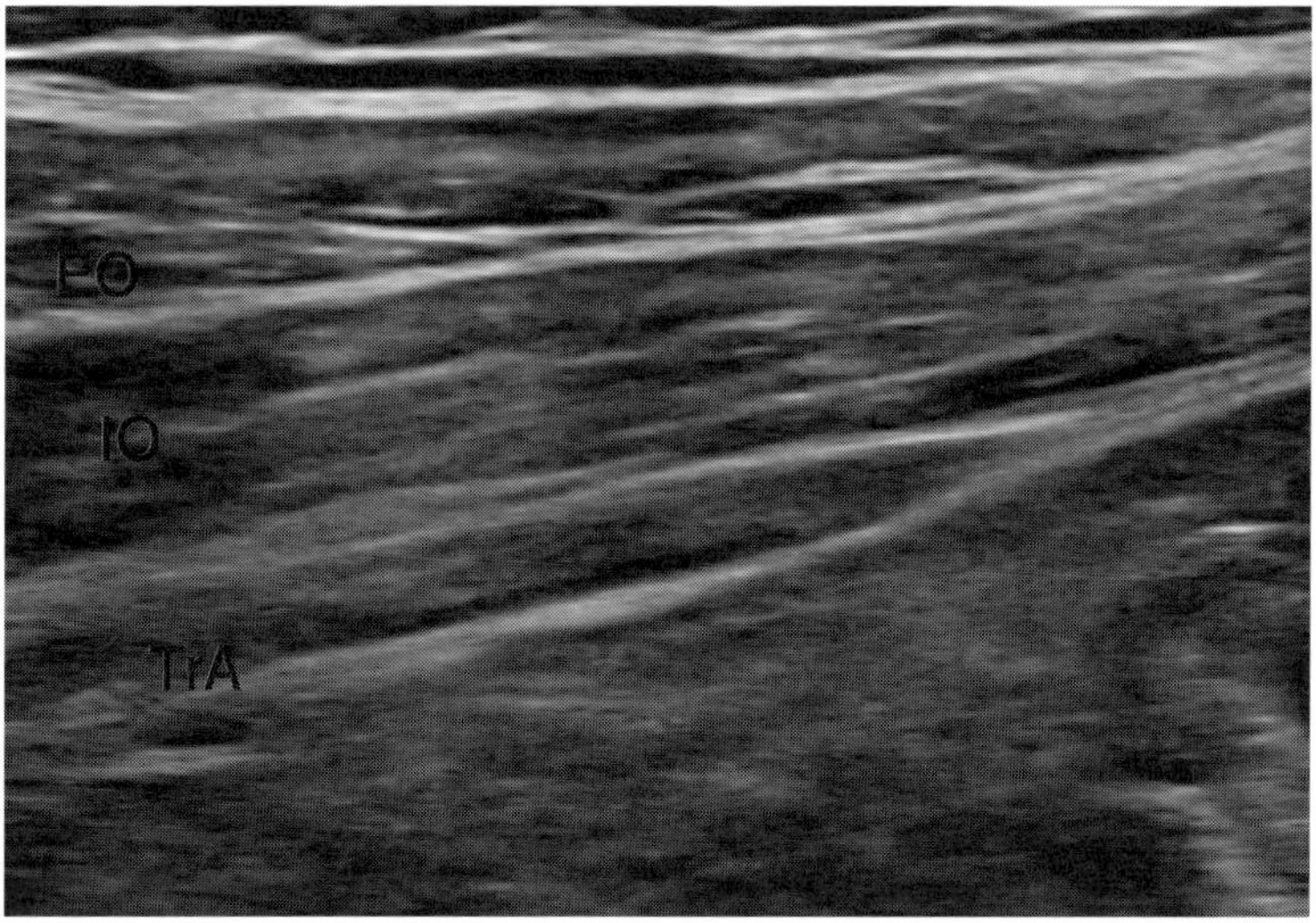

モニターに映し出された腹筋の層。上から EO（外腹斜筋）、IO（内腹斜筋）、TrA（腹横筋）

ていくうちに、体が本来の動きを思い出してくるものです。

腹横筋が単独で動かせるようになったら、次に腹横筋だけをほんの少し収縮させ、そのときに下肢を伸ばしたまま挙上させるSLRテスト（くわしくは65ページの図を参照）により、腹横筋がほかの筋肉よりも先に働いた状態で体を動かす練習を行います。そうすると、多くの患者さんは、下肢がこれまでよりも軽く上げられるようになることに気づきます。それが正しい体の使い方なのです。

一度、腹横筋が先に動くようになると、仙腸関節障害による腰、お尻、足、鼠径部などの痛みが明らかに軽くなるので、それ

以降は治療を続けるたびに正しい筋肉の動き方が身についていきます。

この治療法により、私たちは仙腸関節障害に悩む数多くの患者さんたちを改善に導いています。

そのなかから印象深い症例を紹介しましょう。

腰椎分離症といわれ手術をすすめられた腰痛がほぼ改善

21歳の女性・Aさんは腰の両側の痛みを訴えて来院されました。くわしく話を聞くと、5年前にソフトボールを真上に投げたときから痛みが出るようになり、5軒の医療機関を渡り歩いた結果、腰椎分離症《ようついぶんりしょう》（背骨の後ろにある椎弓が若年時のスポーツ活動などで疲労骨折を起こした状態）と診断され、コルセットを装着する治療を受けたものの改善せず、手術をすすめられたといいます。Aさんはパテシエの仕事をしていましたが、腰痛のため仕事を辞めざるを得ませんでした。

触診《しょくしん》では、仙腸関節の両側に圧痛があり、前屈痛と伸展痛《しんてんつう》（腰を伸ばしたときの痛み）のほか、イスに座り続けたあとには右の鼠径部にも痛みがありました。

仙腸関節に負荷を加えるさまざまなテストでは右腰の痛みが出て、リポジショニングテスト（くわしくは68ページの図を参照）では右足の位置覚が正しく働いていませんでした。

そのため、仙腸関節の障害を疑い、両側の後仙腸靭帯にブロック注射をしたところ、痛みが軽減し、仙腸関節への負荷テスト、リポジショニングテストともに改善したため、仙腸関節障害と確定診断しました。

その2週間後、2度めの診療のときの問診では、ブロック注射の効果は数時間で切れ、腰痛が再発したとのことでした。リポジショニングテストは正常なままでしたが、仙腸関節負荷テストでは再び右腰に痛みが出ていました。

そこで、エコーによる映像を確認しながら、腹横筋先行収縮・単独収縮指導を行いました。その結果、腰痛がほぼ改善し、仙腸関節負荷テストでも陰性となりました。その後、しばらくリハビリテーション（機能回復訓練）を行い、腹横筋の正しい収縮が習得できたのちに、日常生活に問題がなくなって、就労もできるようになったため、診療を終了することができました。

腹横筋エクササイズと超集中状態に入る呼吸法は ともに手のひらと下腹部にポイントがあり そのメカニズムの解明に期待

スポーツ庁長官　室伏《むろふし》広治《こうじ》

独自のトレーニング法を共同研究

私はこれまでに、バーベルの両端にハンマーをぶら下げてランダムに揺らしながらトレーニングを行う「ハンマロビクス」や、両手で持った紙風船を潰さないように全力で押す「紙風船エアトレーニング」、新聞紙を片方の手で丸める「新聞紙エクササイズ」など、さまざまな独自のトレーニング法を考案しています。これらのトレーニング法は、現役時代に私自身が実践していただけでなく、現在、ボストン・レッドソックスで活躍中の吉田《よしだ》正尚《まさたか》選手をはじめ、数多くのアスリートに指導して、高い成果をあげています。

私が考案したトレーニング法は、通常のトレーニング理論からはかけ離れたものばかりです。

そのため、実験を行って効果を確認できても、そのデータを整理して、さらに前進させることのむずかしさを日々実感していました。

そこで私は、以前からセミナーや講演会に参加して面識のあった、本書の著者である金岡恒治《かねおかこうじ》先生に共同研究をさせていただけないかとお願いしました。2022年1月のことです。ちょうど金岡先生が早稲田大学で、体幹《たいかん》の深部にワイヤー電極を挿入し、その活動を解析する研究をこれからやるというタイミングでした。そのため、それならいっしょに研究していきましょうということで、ご快諾いただきました。

実験に参加させていただき、体幹の筋肉を中心とした動きを目《ま》の当たりにすることができたのは、大きな収穫でした。おかげさまで、自分が考案したトレーニング法のデータをまとめるためのヒントを得ることができました。これから解明していきたいテーマは無数にあります。そのため、金岡先生との共同研究は今後も継続していく予定です。

いかにゾーンに入るかを模索するなかで生まれた呼吸法

さて、今回、本書のテーマである仙腸関節障害《せんちょうかんせつしょうがい》に関連して、興味深い事柄があります。それは、仙腸関節障害のセルフケアである「腹横筋《ふくおうきん》エクササイズ」と、私が考案した「超集中状態に入る呼吸法」との共通点についてです。

超集中状態に入る呼吸法は、アテネオリンピックで金メダルをとったころに考案したものです。ハンマー投げの選手として、いかに「ゾーン」に入るかを模索するなかで生まれたものでした。

ゾーンとは、ひとことでいえば、「集中力が極限まで高まり、心技体が完全に一致している状態」といったところでしょうか。もともとはハンガリー出身の心理学者、ミハイ・チクセントミハイが提唱した「フロー」の概念に由来することばで、オーストラリアのプロゴルファー、デビッド・グラハム選手が1981年の全米オープンで優勝したときの心理状態を自著において「ゾーン」と表現して、スポーツの世界で広く知られるようになりました。

ゾーンとは集中力が極限まで高まった状態といいましたが、厳密にいえば、集中しているという意識さえ忘れている没我《ぼつが》の状態を指します。

古代ギリシャの彫刻家、ミュロンの作品に「ディスコボロス」という円盤投げをする男性の像があります。この像の顔を見ると、これから全力で円盤を投げようとしている者がこれほど静かで冷静な表情になるものなのかと驚かされます。肉体と精神との絶妙なバランスが表情にも現れているのです。これこそが、感情のコントロールが適切に行われた「心が頭にない状態」、すなわちゾーンに入った状態なのではないでしょうか。

目的は異なっても手法は共通

私は現役時代に、自《みずか》らの潜在能力を開拓するなかで、呼吸の重要性に着目しました。武道や舞踏、音楽などにおいても呼吸が重要視されていることを知ったのです。その結果、さまざまな呼吸法を参考にして最終的にたどり着いたのが「超集中状態に入る呼吸法」でした。

超集中状態に入る呼吸法では、呼吸を意識することなく、静かに自然に呼吸することで集中力を高めます。そのカギを握るのは「鎮《ちん》心《しん》」と「丹田《たんでん》」です。

鎮心は手のひらの中央にあるくぼみで、文字どおり心を落ち着かせる働きがあります（写真1参照）。一方の丹田はヘソから指幅3本分下がったところにあり、こ

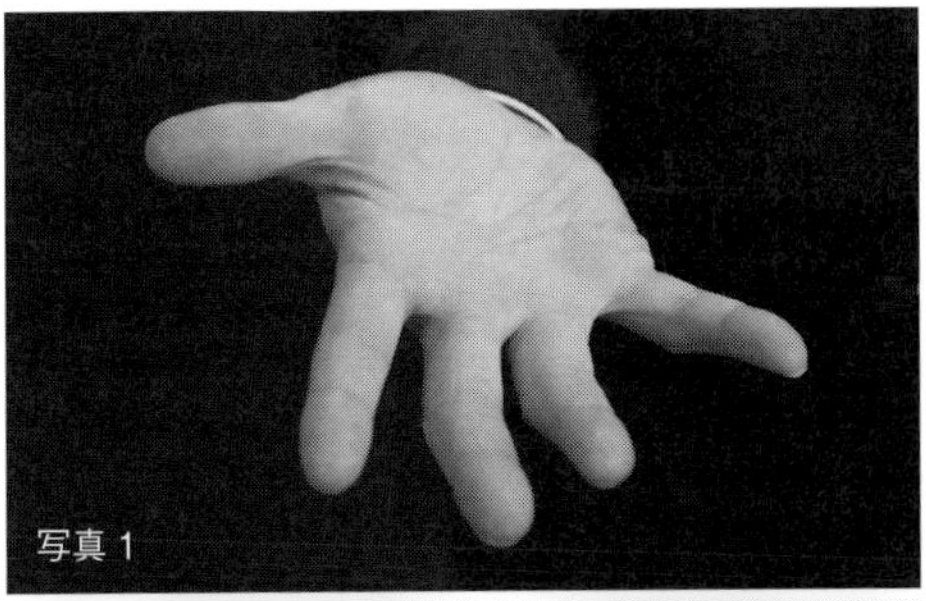

写真1

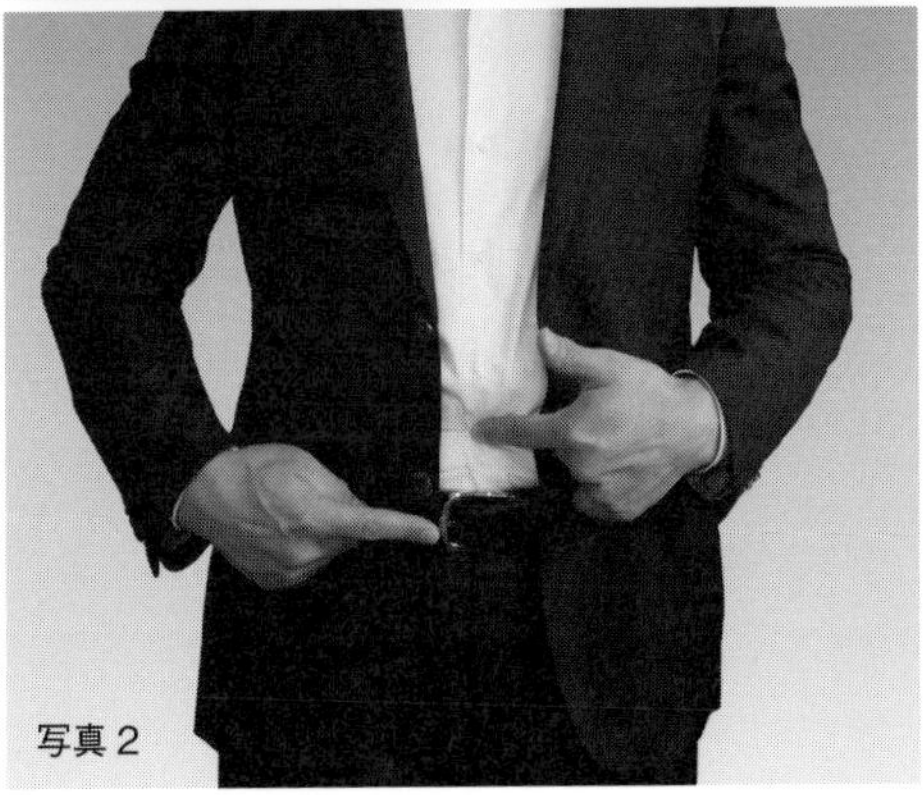

写真2

ちらも心を落ち着かせ、心を充実させる働きがあります（写真2参照）。この両者に意識を集中させて呼吸をするのです。

超集中状態に入る呼吸法のやり方は以下のとおりです。

【超集中状態に入る呼吸法のやり方】

❶床に座るか、立った状態でリラックスする
❷片方の手の鎮心を丹田に当てる
❸もう一方の手をその上に重ねて、二つの鎮心と丹田が一直線上にくるようにする
❹目を閉じて、眉間で丹田をのぞき込むような気持ちで意識を丹田に持っていく

このようにすると、自然と静かにゆっくりと呼吸をするようになります。その結果、呼吸していること自体を忘れるほど集中した状態に入れるのです。

私は現役時代、肉体や技術を強化させることとともに、いかにして自らの力を発揮すべく超集中状態に入れるかを考えてきました。

また、現役を引退した現在でも、取り組んできた集中の仕方が、さまざまなことに生かされて

⊙ 超集中状態に入る呼吸法のやり方

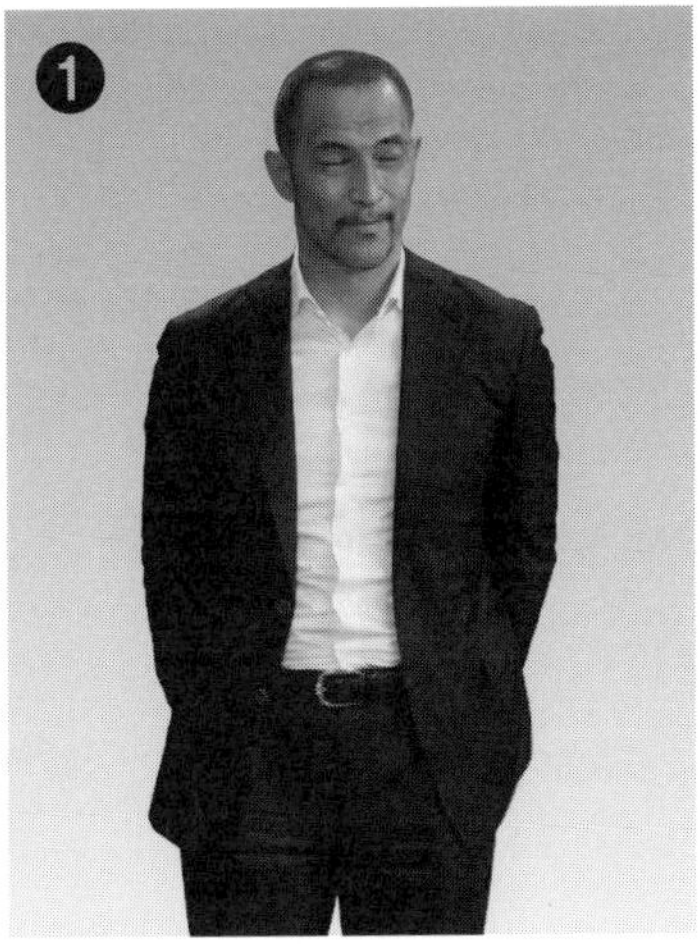

床に座るか、立った状態でリラックスする

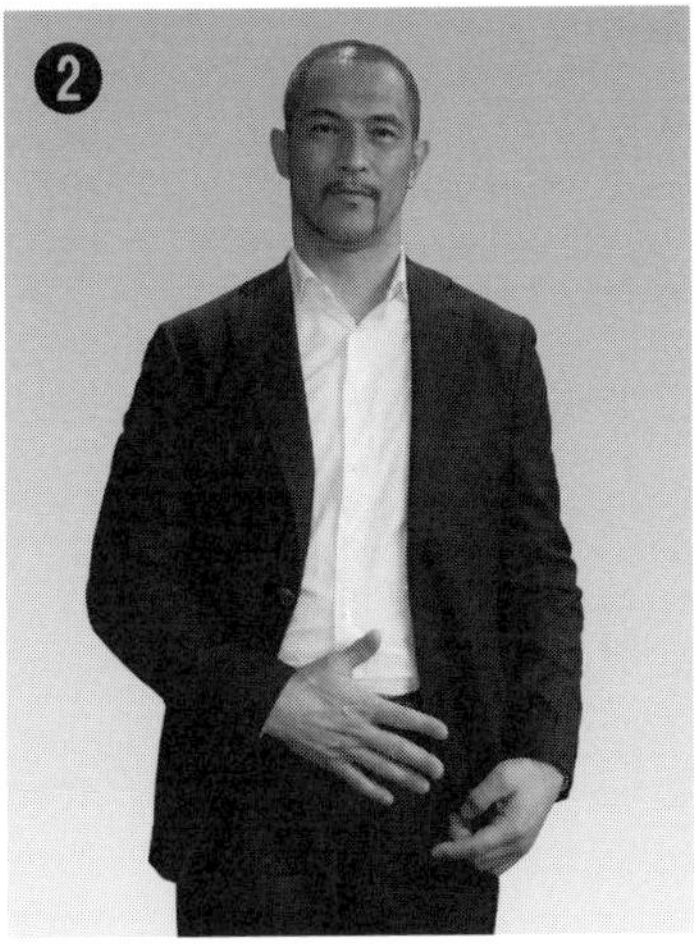

片方の手の鎮心を丹田に当てる

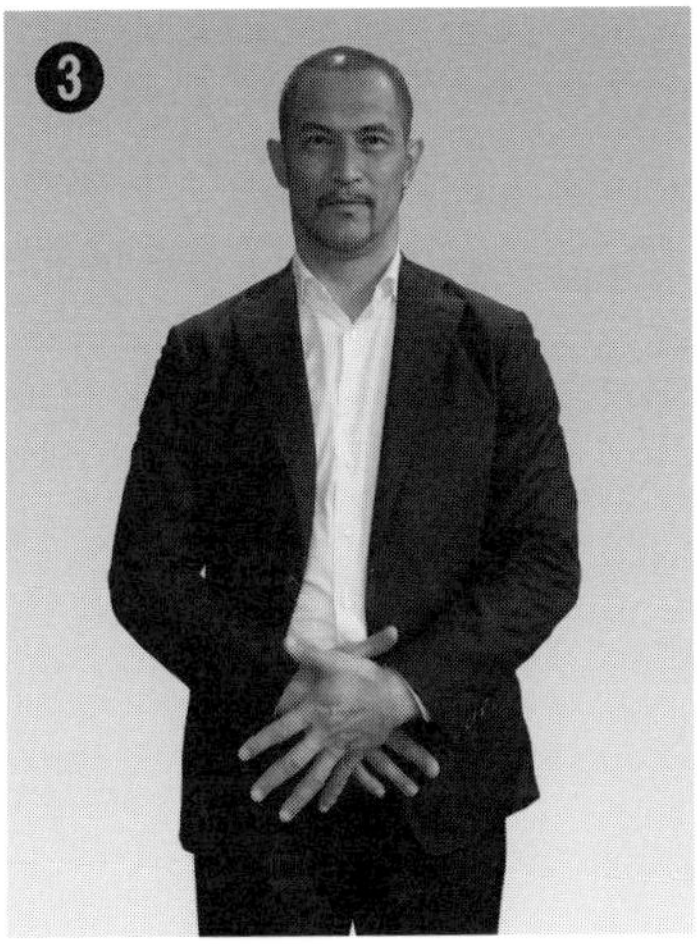

もう一方の手をその上に重ねて、二つの鎮心と丹田が一直線上にくるようにする

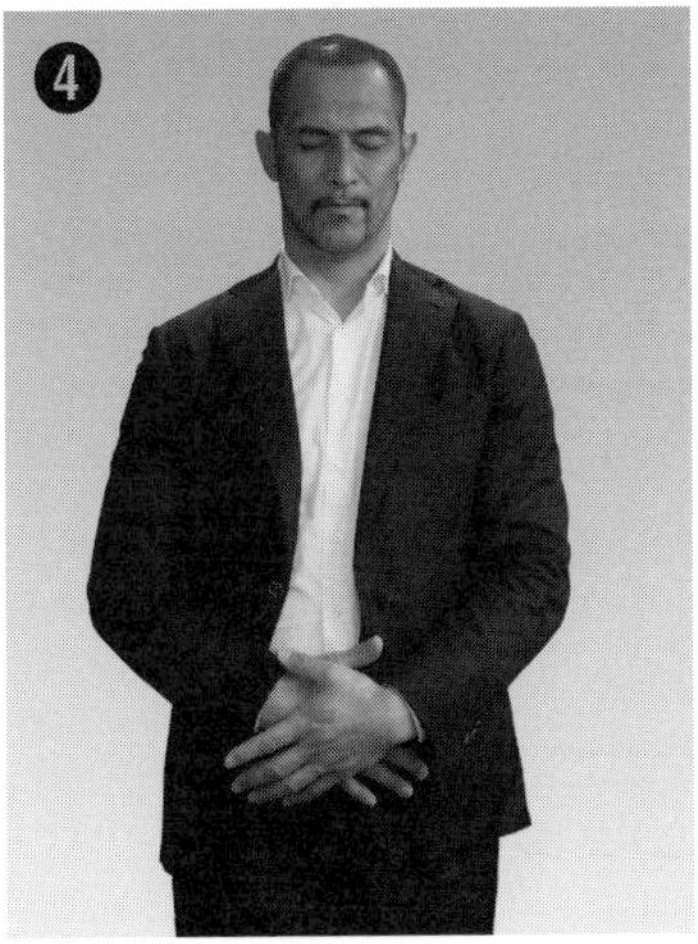

目を閉じて、眉間で丹田をのぞき込むような気持ちで意識を丹田に持っていく

いるのではないかと思います。スポーツであっても、仕事であっても、集中することに変わりはないと思うのです。

ここで、72ページの「腹横筋エクササイズのやり方」の図をご覧ください。超集中状態に入る呼吸法との共通点がわかるでしょう。どちらも両手の手のひらをヘソの下に当てて、意識を下腹部に集中させているのです。

腹横筋エクササイズでは仙腸関節障害による痛みの軽減、超集中状態に入る呼吸法では精神の安定と、目的は異なっても、その手法には「手のひら（鎮心）」と「下腹部（丹田）」という共通項があるとは、実に興味深いところです。

もしかしたら、自分の感覚をおろそかにして、頭でばかり物事を考える人がふえていることが、心や体の不調を招いている原因になっているのかもしれません。今後は、そのメカニズムをよりくわしく解明し、心も体も健康な人が一人でもふえる社会づくりに貢献したいと考えています。

室伏広治（むろふし・こうじ）

1974年、静岡県生まれ。中京大学体育学部卒業後、中京大学大学院体育学研究科博士課程修了。体育学博士。幼少期からさまざまなスポーツに親しみ、高校1年生のときに専門種目としてハンマー投げに取り組む。オリンピックは、シドニー、アテネ、北京、ロンドン大会に出場。2004年のアテネで金メダル、12年のロンドンは37歳で銅メダルを獲得した。世界選手権は、01年に銀メダル、03年に銅メダル、11年に金メダルを獲得。日本選手権20連覇。11年、中京大学スポーツ科学部競技スポーツ科学科准教授。14年10月、東京医科歯科大学教授。14年6月、東京オリンピック・パラリンピック競技大会組織委員会スポーツディレクター。20年、スポーツ庁長官に就任。

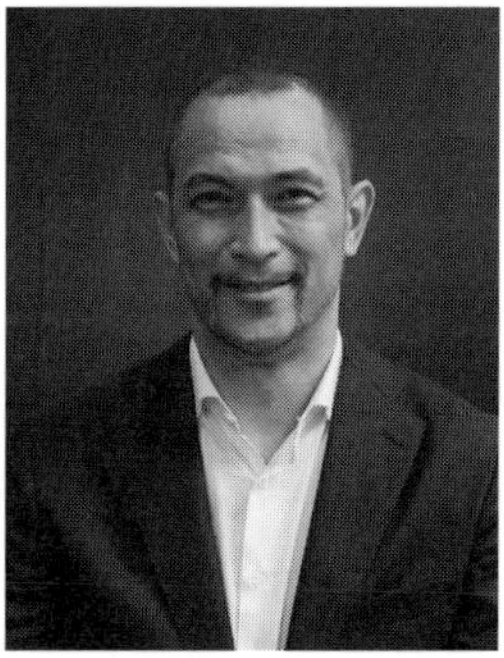

第3章

仙腸関節障害を撃退する
セルフケアを初公開

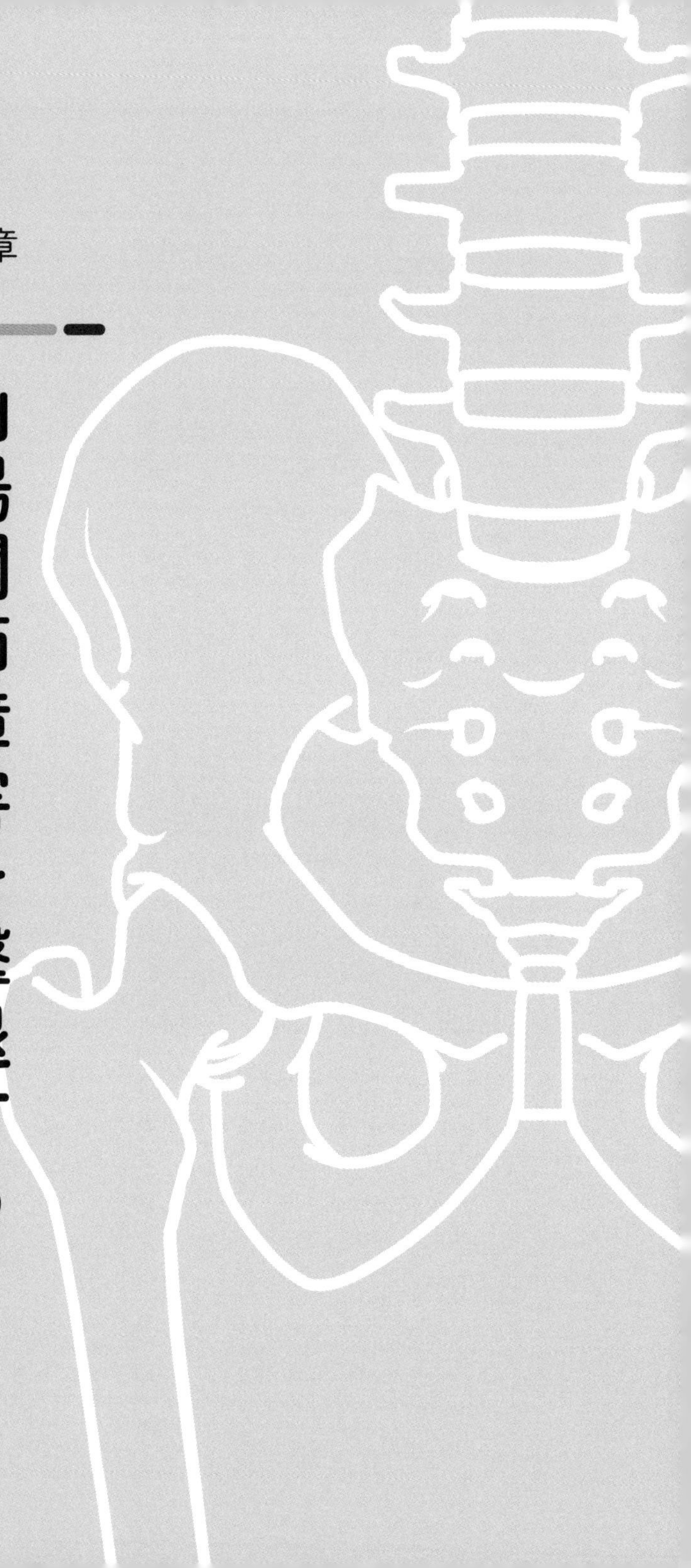

エコーがなくても多くの人が効果を実感している

本章では、第2章で解説した仙腸関節障害《せんちょうかんせつしょうがい》の画期的な治療法をもとに、誰もが簡単に実行でき、なおかつ効果の高いセルフケアを紹介します。

特別な道具も指導者も必要なく、ちょっとした空き時間を利用して、いつでもどこでも実行できる方法です。しかも、筋肉に働きかけるエクササイズでありながら、筋力トレーニング（筋トレ）のようなつらさとも無縁です。

というのも、第2章で紹介した、アウターマッスル（表層筋）である骨盤外在筋《こつばんがいざいきん》が動くよりも一瞬先に、インナーマッスル（深層筋）である腹横筋《ふくおうきん》を動かすエクササイズを、自宅や職場などで行うだけだからです。

「なんだそんなことか」と思われるかもしれません。しかし、私の臨床経験からいって、この方法が意外とむずかしく、最も効果的なのです。薬物療法や装具療法といった保存療法は、残念ながら対症療法《たいしょうりょうほう》（一時的な症状の改善のみを目的とした療法）にすぎません。ましてや、体にメスを入れる手術を積極的に受けたいと思う人などいないでしょう。

何より、**この方法によって仙腸関節障害の悩みから解放された人たちが数多くいるのです。**仙腸関節に対する誤った認識を持つ整形外科にかかって、腰部《ようぶ》椎間板《ついかんばん》ヘルニア（背骨を構成する椎《つい》骨《こつ》と椎骨の間にある椎間板が押し出されて神経を圧迫することによって起こる病気）や腰部《ようぶ》脊《せき》柱管狭窄症《ちゅうかんきょうさくしょう》（神経の通り道である脊柱管の内腔《ないくう》が脊柱の変形によって狭くなり神経が圧迫されて起こる病気）などと誤診され、不要な手術を受けたり、抗うつ薬を処方されたりすることのないように、ぜひ実行してみてください。試すだけの価値はあるはずです。

医療機関で行うわけではないので、当然、エコー（超音波）機器による映像を確かめながら行うことはできません。その点では、むずかしい面もあるでしょう。

しかし、第2章でも述べたように、アウターマッスルよりも先に腹横筋が動くことは、骨盤を守るための本能として、もともと人間に備《そな》わっている能力であり、誰もがかつては無意識のうちにその動きをしていたのです。

ですから、**トレーニングをくり返すうちに、必ず「あ、これだ！」という感覚になる瞬間が訪れます。そして、一度でも正しい動きを実行すると、仙腸関節の痛みが明らかに軽減するので、それ以降は自然と腹横筋が先に動くようになっていきます。**

それでは、具体的なセルフケアのやり方を紹介しましょう。

まずは3種類の動きで腹横筋が正しく動く感覚を磨く

セルフケアを実行する前に、腹横筋が正しく動く感覚を体感してみましょう。以下のように行ってください。

【腹横筋の動きを体感する方法】

❶床にあおむけになって寝る
❷片方の足を真っすぐ伸ばしたまま5～10センチ上げる
❸ヘソの下が軽くへこんで少し硬くなる感覚を確認する
❹反対の足でも同様に行う

以上を行うときに、まずヘソと恥骨《ちこつ》（性器のすぐ上にある骨）の間の筋肉が収縮《しゅうしゅく》し、それに引

◉ 腹横筋の動きを体感する方法

1 床にあおむけになって寝る

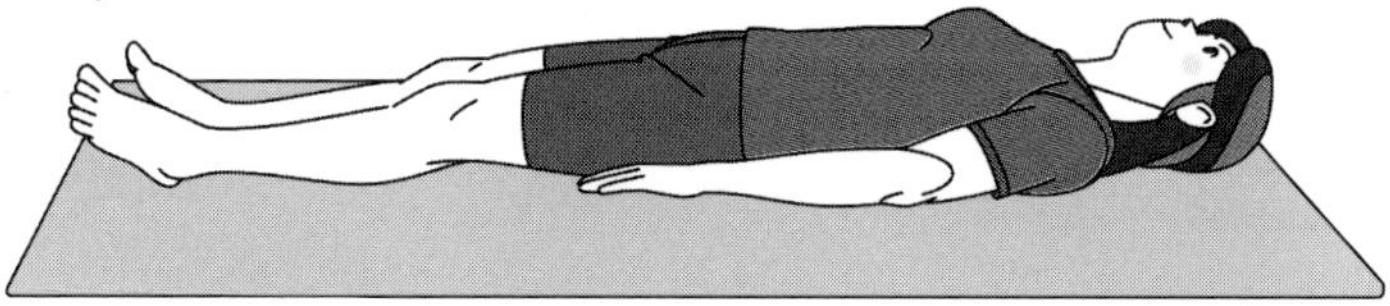

2 片方の足を真っすぐ伸ばしたまま5～10センチ上げる

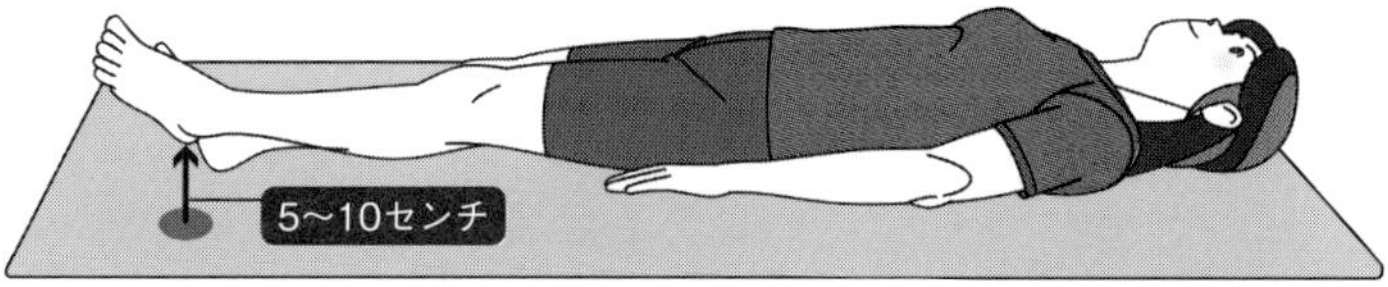

3 ヘソの下が軽くへこんで少し硬くなる感覚を確認する

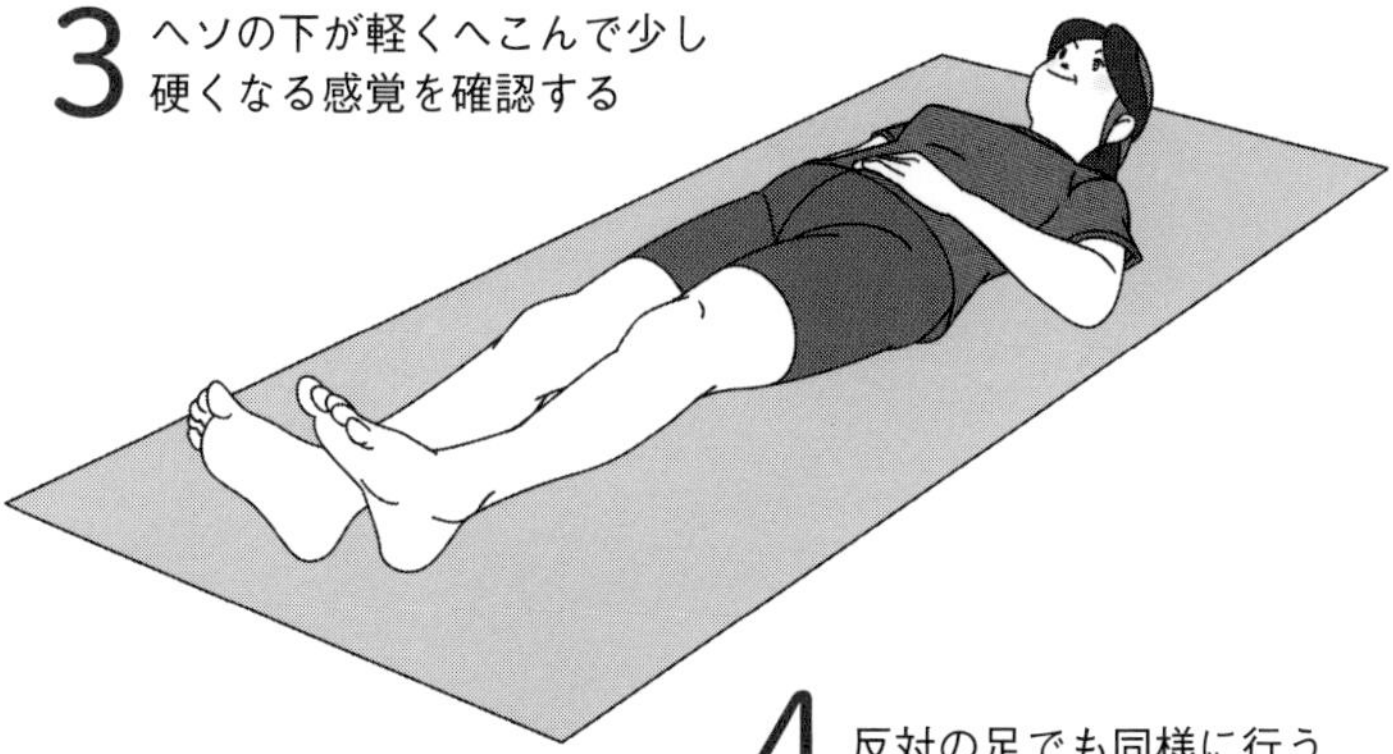

4 反対の足でも同様に行う

き続いて足が上がるのが正しい動きです。厳密にいうと、足を上げようと思ったときから、つまり、上げる足のかかとが浮く前から腹横筋は収縮しているのです。腹横筋といっしょに他の筋肉も動いている場合もあるでしょうが、少なくとも足を上げる前に腹横筋が緊張していなければなりません。しかし、実際に指の先に感じる筋肉の収縮は、アウターマッスルである内腹斜筋の収縮です。そのため、リラックスして内腹斜筋の収縮が起こらないように、ヘソの下を1センチほど引き込むくらいの弱い力を入れてから、足を持ち上げてください。

この動きを何度もくり返して、腹横筋が収縮する感覚を体に覚えさせましょう。

腹横筋が収縮する感覚をある程度つかめたら、次に仙腸関節障害のチェックを行います。第2章で紹介した医療機関における仙腸関節障害の診断法の一部を家庭で行うのです。

具体的には、SLRテストとリポジショニングテストの2種類を行ってください。

【SLRテストのやり方】

❶床にあおむけになって寝る
❷片方の足を真っすぐ伸ばしたまま10〜20センチ上げる

◉ SLR テストのやり方

1 床にあおむけになって寝る

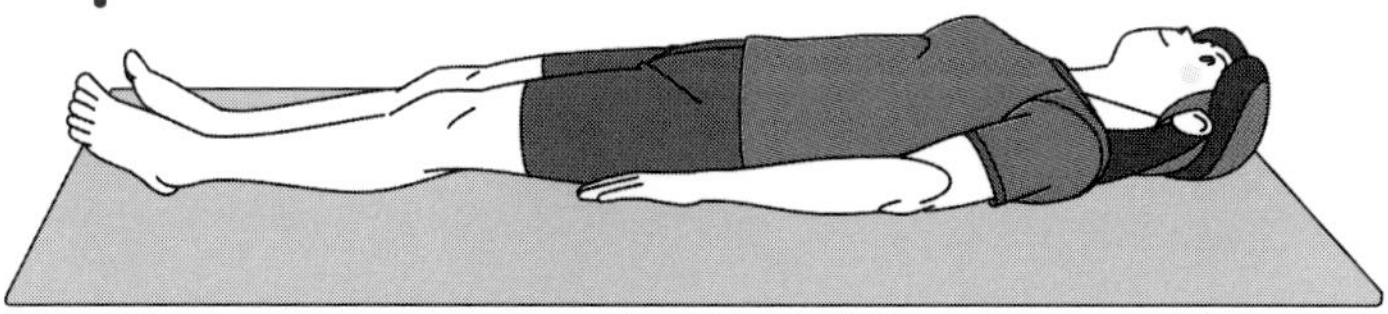

2 片方の足を真っすぐ伸ばしたまま 10 ～ 20 センチ上げる

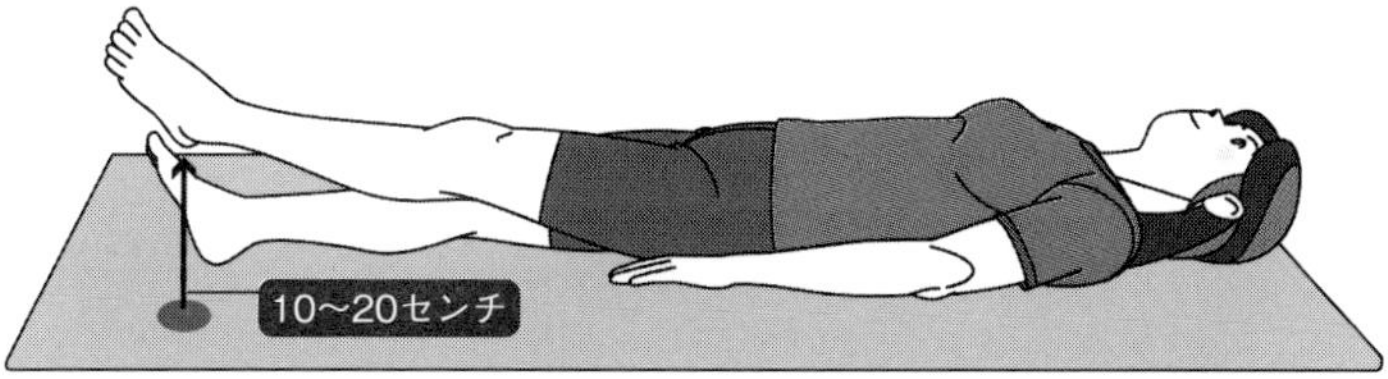

3 下腹部の力の入れ具合を変えて、最も足を上げやすい力の入れ具合を見つける

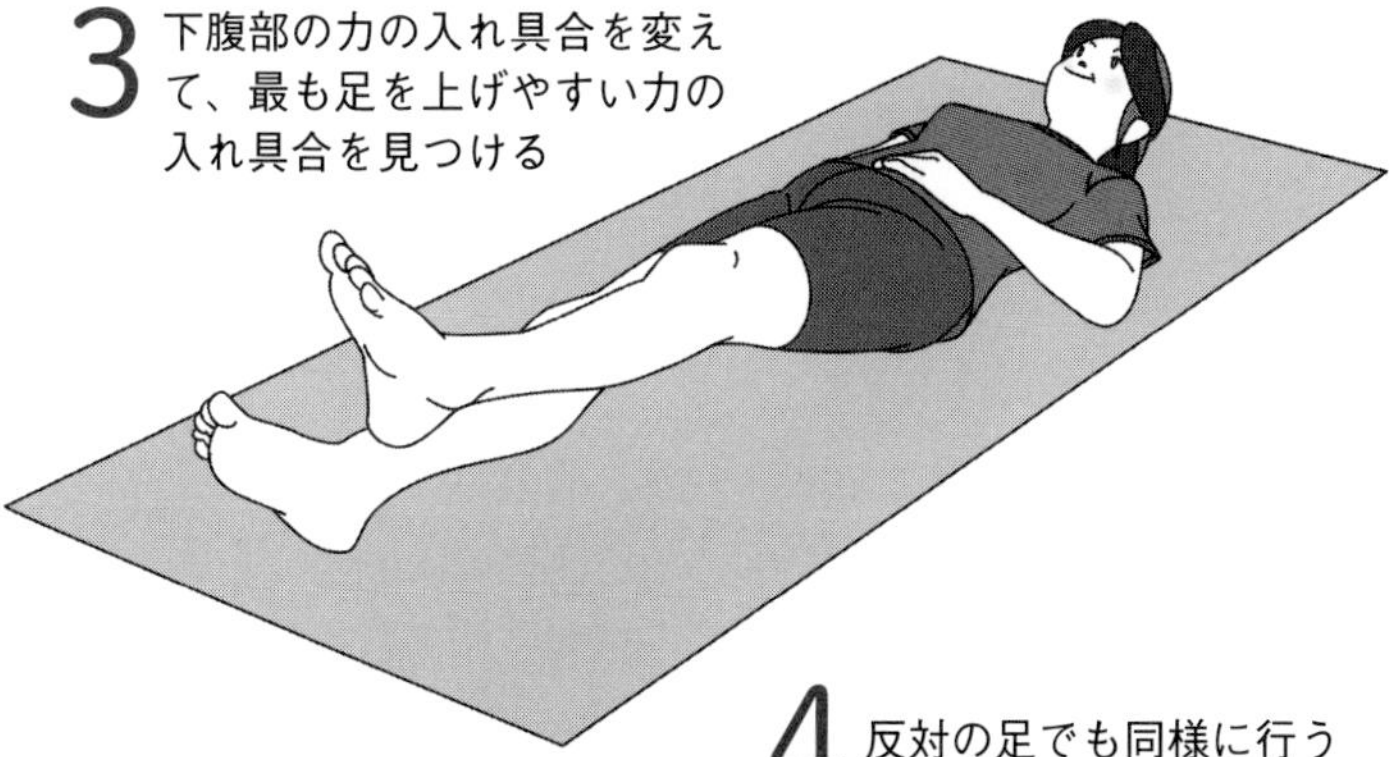

4 反対の足でも同様に行う

❸下腹部の力の入れ具合を変えて、最も足を上げやすい力の入れ具合を見つける
❹反対の足でも同様に行う

仙腸関節障害がある人は、ＳＬＲテストで足を上げると、腰に痛みを覚えたり、足を重く感じたりすることがあります。そこで、**下腹部の力の入れ方をいろいろと試して、いちばん痛みや重さを感じない力の入れ方を体に学習させるのです。**

【リポジショニングテストのやり方】
❶床にあおむけになって寝る
❷片方の足を真っすぐ伸ばしたまま45度程度まで上げる
❸足を上げた位置をパートナーに覚えてもらい、足を下ろす
❹再び②の位置まで足を上げて、正しい位置に戻せているかをパートナーに確認してもらう（正しい位置に戻せない場合は仙腸関節に問題がある可能性あり）
❺下腹部の力の入れ具合を変えながら②～④をくり返し、正しい位置に足を戻しやすい力の入れ具合を見つける

❻反対の足でも同様に行う

39ページでも述べたように、リポジショニングテストは位置覚《いちかく》（視覚などにたよらずに、自分の身体の各部がどういう相対的な位置にあるかを判断する感覚）に異常がないかを調べるテストです。仙腸関節障害があると、この感覚が正常に働かなくなることがあります。家族や友人に協力してもらい、同じ位置に足を戻しやすくなる下腹部の力の入れ具合を探しましょう。

以上の3種類の動きをくり返していると、腹横筋の正しい動かし方が自然と身につきやすくなり、以下で紹介するセルフケアの効果がより高くなります。

なお、仙腸関節障害以外の腰痛疾患《しっかん》に対しては、腹筋全体をギュッと固めて内腹斜筋もいっしょに活動する筋肉の使い方が正しいことも多いため、ギュッと固めることで腰痛がらくになる人は、仙腸関節の問題ではない可能性が高いです。しかし、仙腸関節障害においては、内腹斜筋は骨盤をゆがめる力を与えるため、腹横筋よりも先に働いてはいけません。

⊙ リポジショニングテストのやり方

1 床にあおむけになって寝る

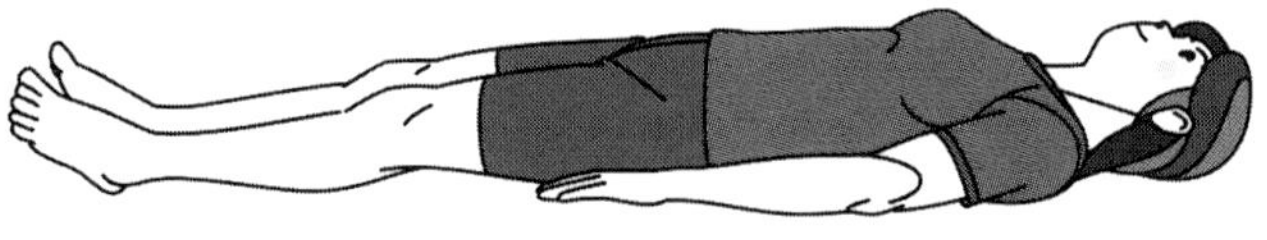

2 片方の足を真っすぐ伸ばしたまま 45 度程度まで上げる

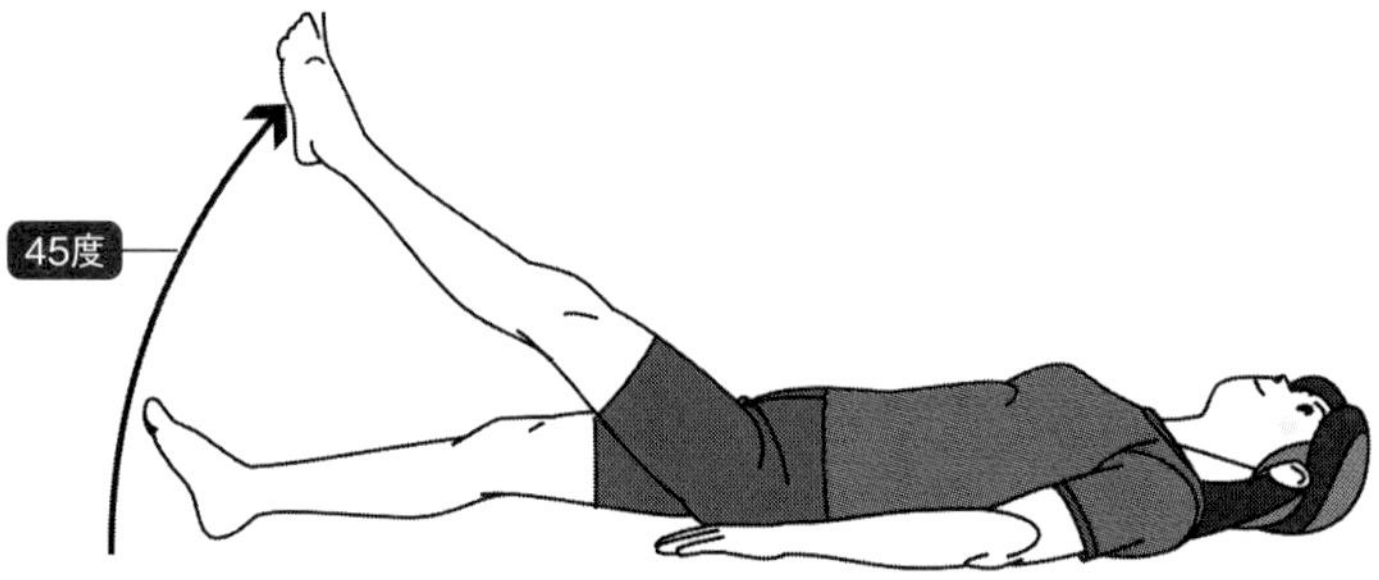

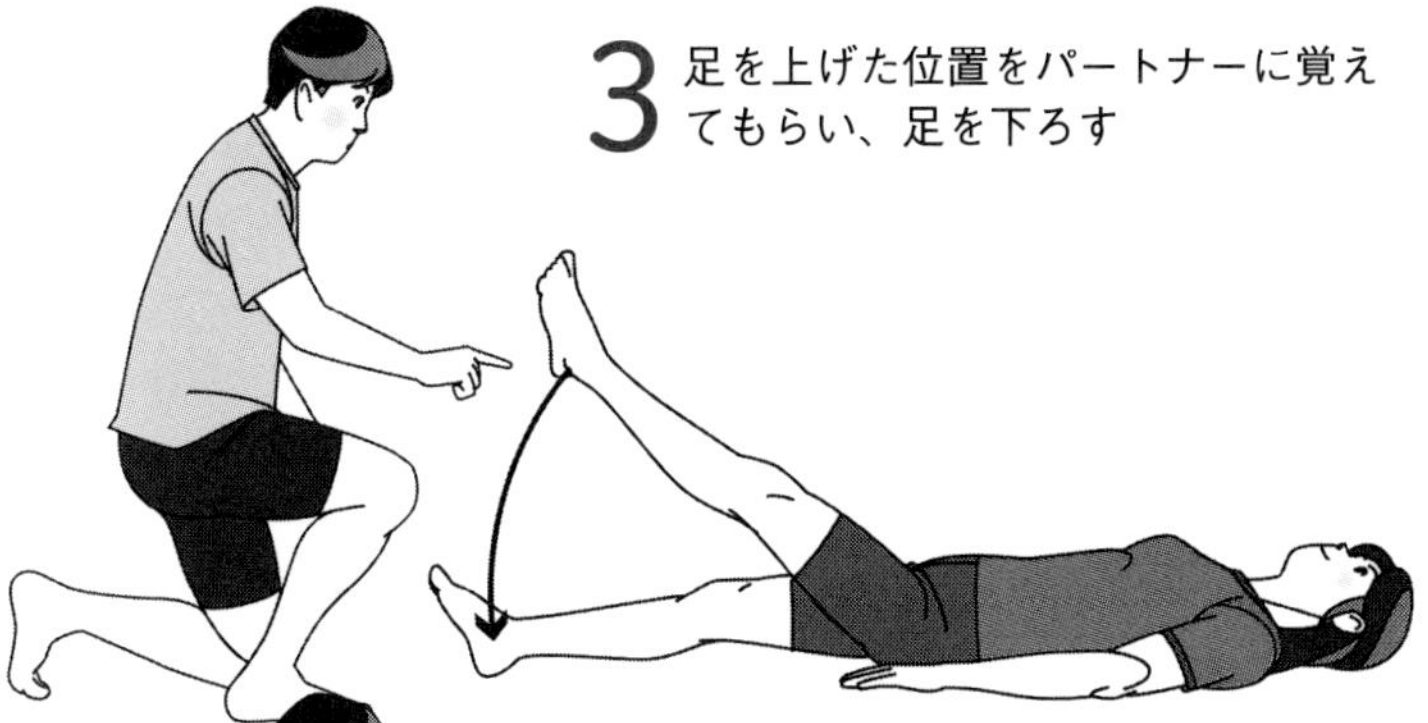

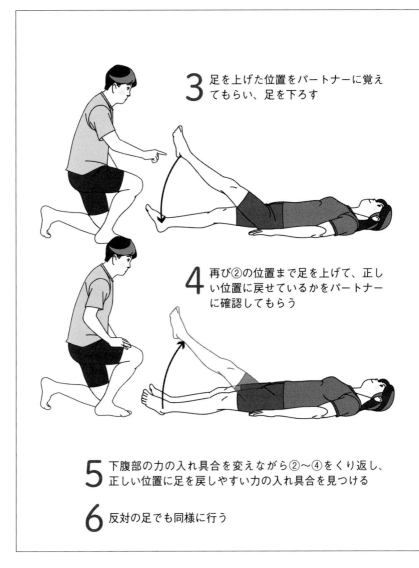

3 足を上げた位置をパートナーに覚えてもらい、足を下ろす

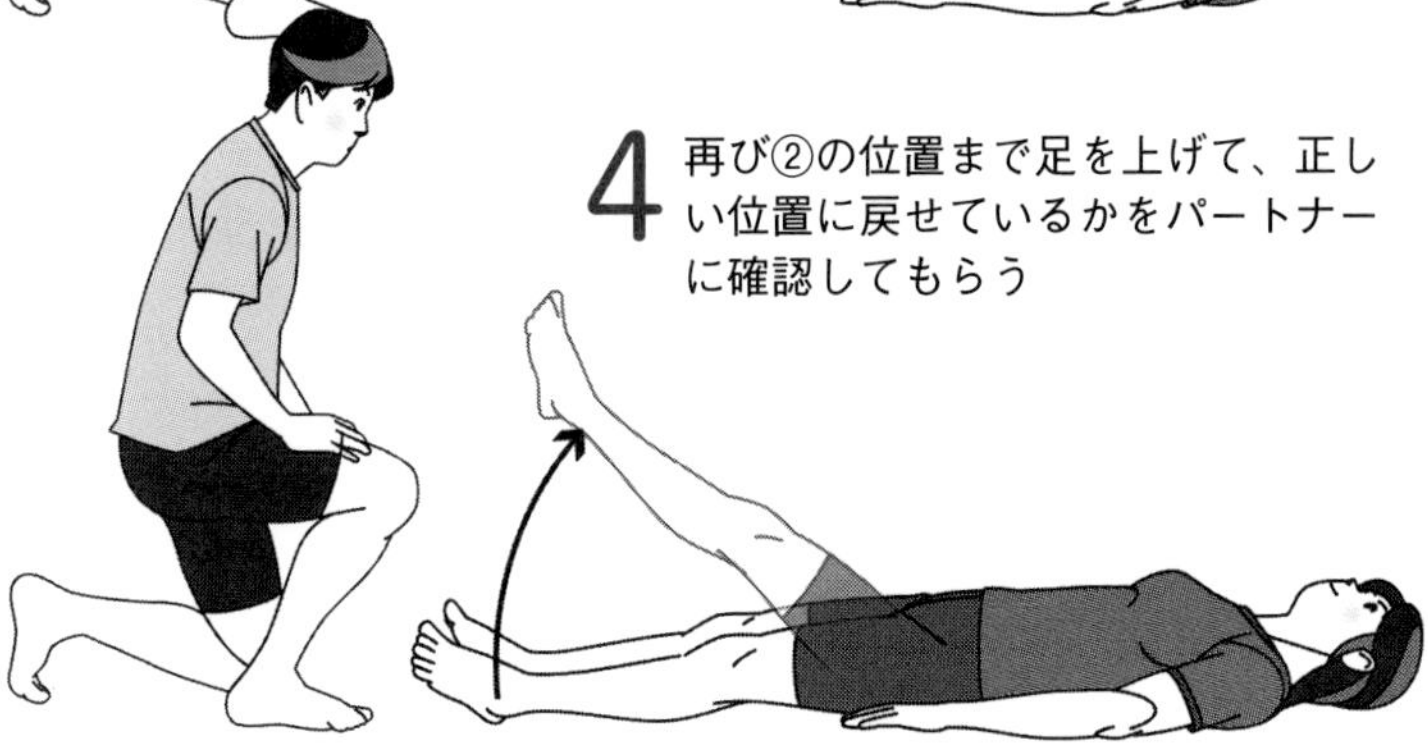

4 再び②の位置まで足を上げて、正しい位置に戻せているかをパートナーに確認してもらう

5 下腹部の力の入れ具合を変えながら②〜④をくり返し、正しい位置に足を戻しやすい力の入れ具合を見つける

6 反対の足でも同様に行う

体幹をギュッと固める動きをしないことを意識

それでは、いよいよ仙腸関節障害のセルフケアのやり方を紹介しましょう。第2章でも述べたように、この方法を臨床の現場では「腹横筋先行収縮・単独収縮指導」と呼んでいますが、セルフケアの場合は、わかりやすいように「腹横筋エクササイズ」と呼ぶことにします。やり方は以下のとおりです。

【腹横筋エクササイズのやり方】

❶床にあおむけに寝る
❷両手の手のひらを重ねて下腹部に当て、手のひらを当てた部分が1センチくらいへこむように下腹部に力を入れる
❸力の入れ具合を変えながら②をくり返して、腹部全体に力を入れずに下腹部だけが自然とへこむ力の入れ具合を見つける

ポイントは、体幹《たいかん》をギュッと固める動きをしないことです。下腹部に力を入れてもうまくへこまない人は、手のひらで軽く押してもかまいません。あるいは、軽く息を吐《は》いてもけっこうです。息を吐くと、自然とおなかがへこみやすくなります。

人によっては「オシッコをがまんするように、(女性の場合は)膣《ちつ》を持ち上げるような感じで、肛門を軽くすぼめるようにして、軽く息を吐《は》くように」と指導することもあります。こうすることで、腸骨の下部にある骨盤底筋群《こつばんていきんぐん》や横隔膜《おうかくまく》が収縮し、腹横筋が動きやすくなります。このような動きをさせる腹横筋エクササイズには、尿漏れを改善させる効果もあります。

なお、職場などであおむけに寝ることができない場合は、イスに浅く腰かけ、両足を前方に投げ出した姿勢で行ってください。少々だらしないかっこうなので、勤務中にはむずかしいかもしれませんが、休憩時間なら問題ないでしょう。

腹横筋エクササイズを行うのに、細かい決め事はありません。一日のうち、いつ、何回、何分間続けてもけっこうです。やりすぎて体の害になることもありません。

こうして腹横筋エクササイズを続けているうちに、正しい腹横筋の使い方、すなわち、アウターマッスルが動く前に腹横筋が収縮する力の入れ方が身についてきます。前述したように、もともと

◉ 腹横筋エクササイズのやり方

1 床にあおむけに寝る

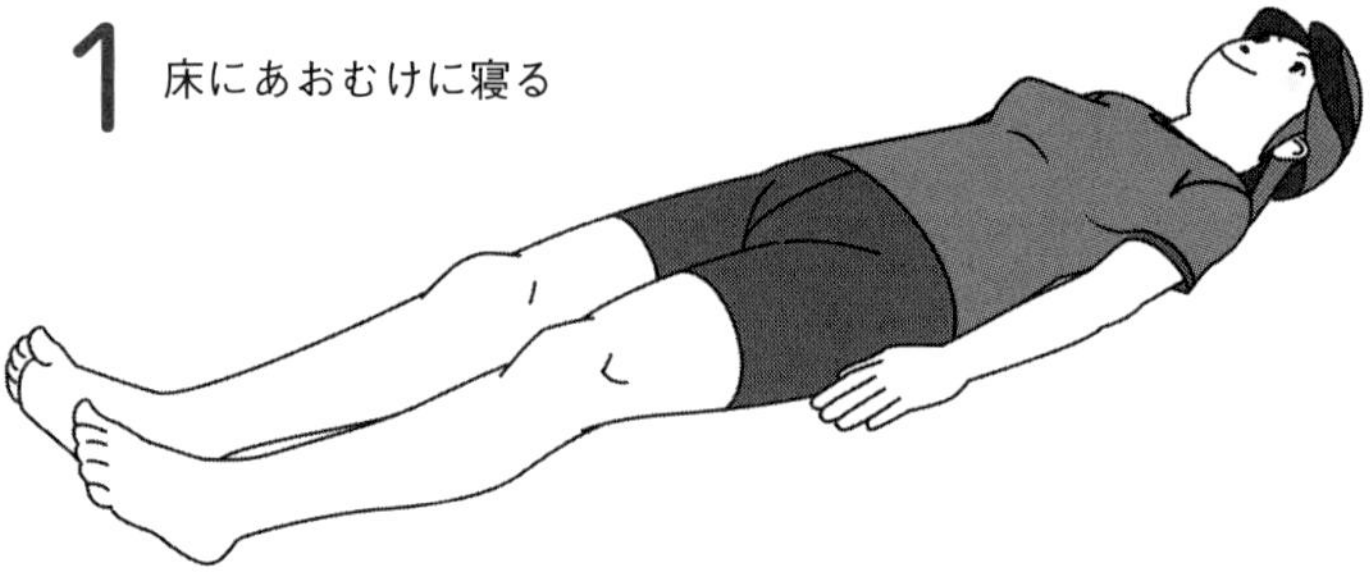

2 両手の手のひらを重ねて下腹部に当て、手のひらを当てた部分が1センチくらいへこむように下腹部に力を入れる

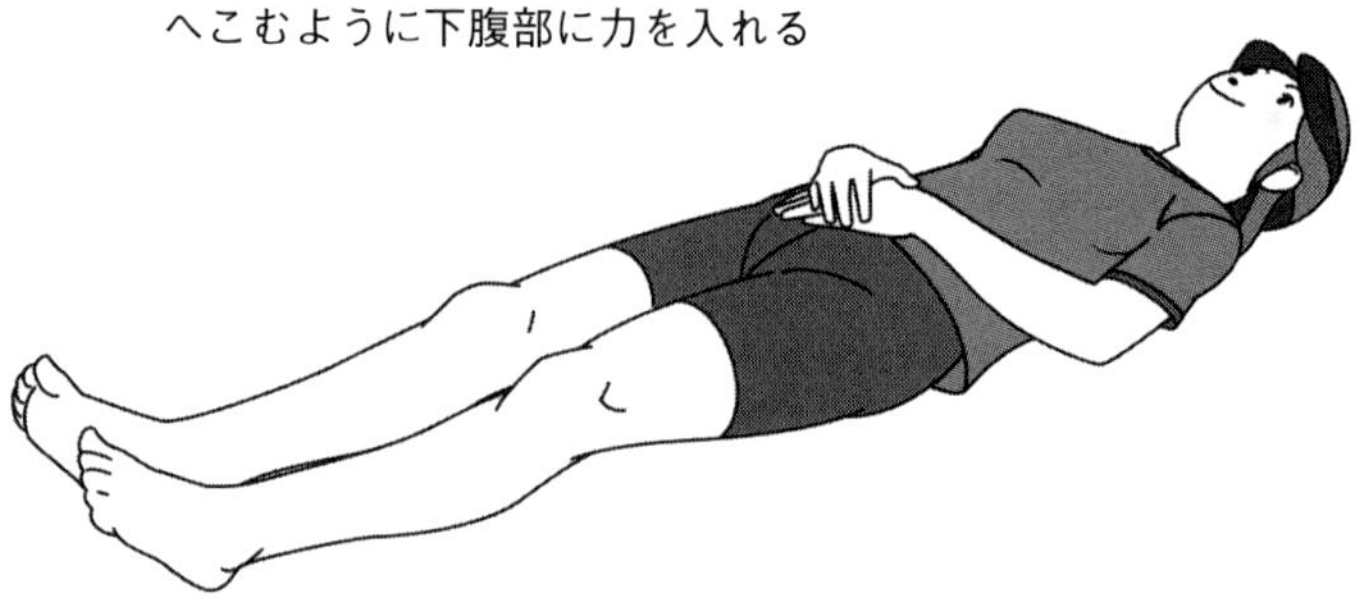

3 力の入れ具合を変えながら②をくり返して、腹部全体に力を入れずに下腹部だけが自然とへこむ力の入れ具合を見つける

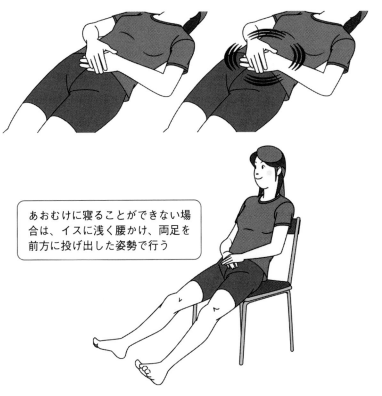

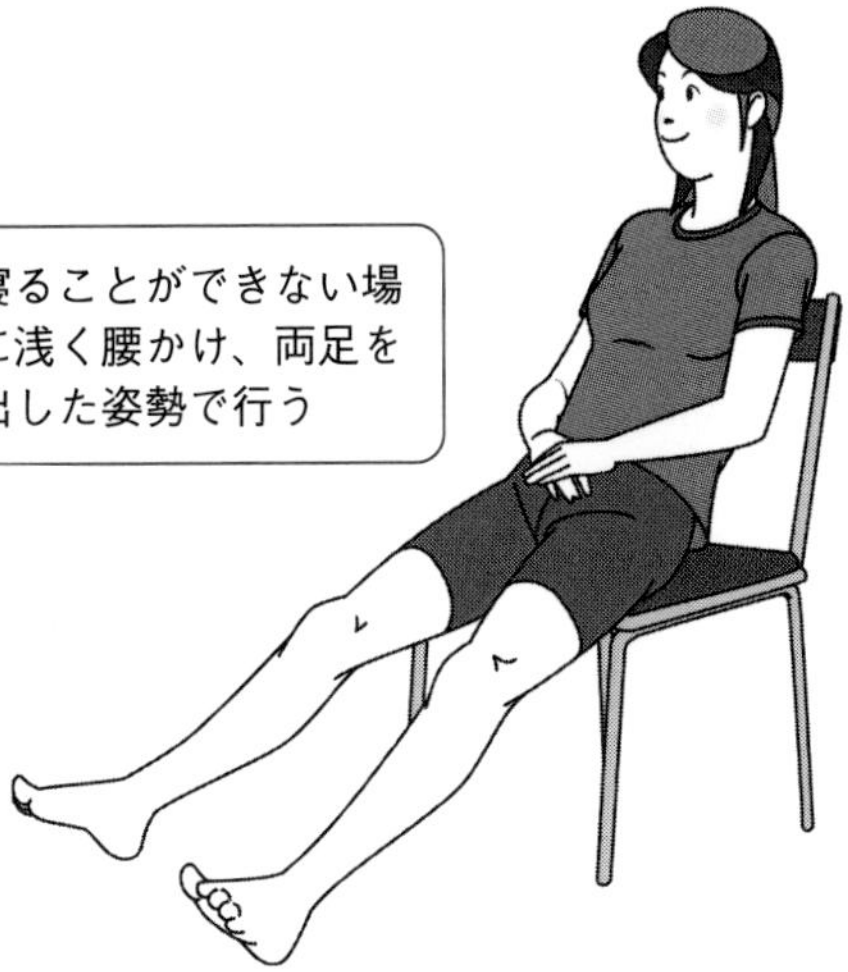

あおむけに寝ることができない場合は、イスに浅く腰かけ、両足を前方に投げ出した姿勢で行う

※下腹部に力を入れてもうまくへこまない場合は、手のひらで軽く押したり、軽く息を吐いたりしてもよい。
※一日のうち、いつ、何回、何分間続けてもよい。

と本能として備わっていた動きなので、感覚的に「あ、これだ！」と体感できるようになるのです。

仙腸関節障害が疑われる人にとって、痛みのへり具合を指標にして腹横筋エクササイズを行うことは、正しい筋肉の使い方を身につけるための絶好の機会ともいえます。この動作をしたときに痛みが出るとわかったら、腹横筋の収縮を意識しながら、その動作をもう一度行ってみてください。きっと痛みの程度が軽くなっていることでしょう。つまり、**痛みのあるときが、痛みを取るチャンスなのです**。

とはいえ、日ごろのさまざまな動作のなかで、常に腹横筋の先行収縮を意識し続けることはむずかしいと思います。しかし、心配はいりません。痛みの出る動作をする前に腹横筋を収縮させる意識を持ち続けているうちに、脳の中の神経回路が変化して、その動作を行うときには腹横筋を先に使うことが中枢神経《ちゅうすうしんけい》にプログラムされていきます。もちろん、個人差はありますが、平均すると3ヵ月くらいで、意識しなくても自然と正しい動きができるようになるようです。

実は、私自身も腹横筋エクササイズによって仙腸関節障害と思われる腰痛を克服した経験があります。先日も、講演会で同じ姿勢をとり続けたことが影響したのか、左の仙腸関節付近に、なんともいえない、いやな感じの鈍痛《どんつう》を覚えたことがありました。そこで、手の空いた時間に腹横筋エクササイズを行うようにしたところ、ほどなくして腰痛がおさまり、事なきを得ました。

腹横筋エクササイズの効果をより高めるおすすめの方法

本章の最後に、腹横筋エクササイズの効果をより高める方法についてふれておきましょう。

実は、腹横筋が収縮する前にアウターマッスルが動いてしまう原因がもう一つあります。それは精神的なストレスです。ふだん、腹横筋を正しく使えている人でも、ストレスを抱え込むと、いつもと違う筋肉の使い方になって、アウターマッスルの活動が早まってしまうことがあるのです。

そのメカニズムを説明しましょう。私たちの体には無数の神経が張りめぐらされています。神経は中枢神経と末梢神経《まっしょうしんけい》に大別され、このうち末梢神経は体性神経《たいせいしんけい》と自律神経《じりつしんけい》に分けられます。

自律神経とは、意思とは無関係に血管や内臓の働きを調整している神経で、さらに交感神経《こうかんしんけい》と副交感神経《ふくこうかんしんけい》に分けられます。交感神経は活動時・緊張時に優位になり、副交感神経は休息時・リラックス時に優位になります。交感神経と副交感神経は、ヤジロベエのようにバランスをとり合って

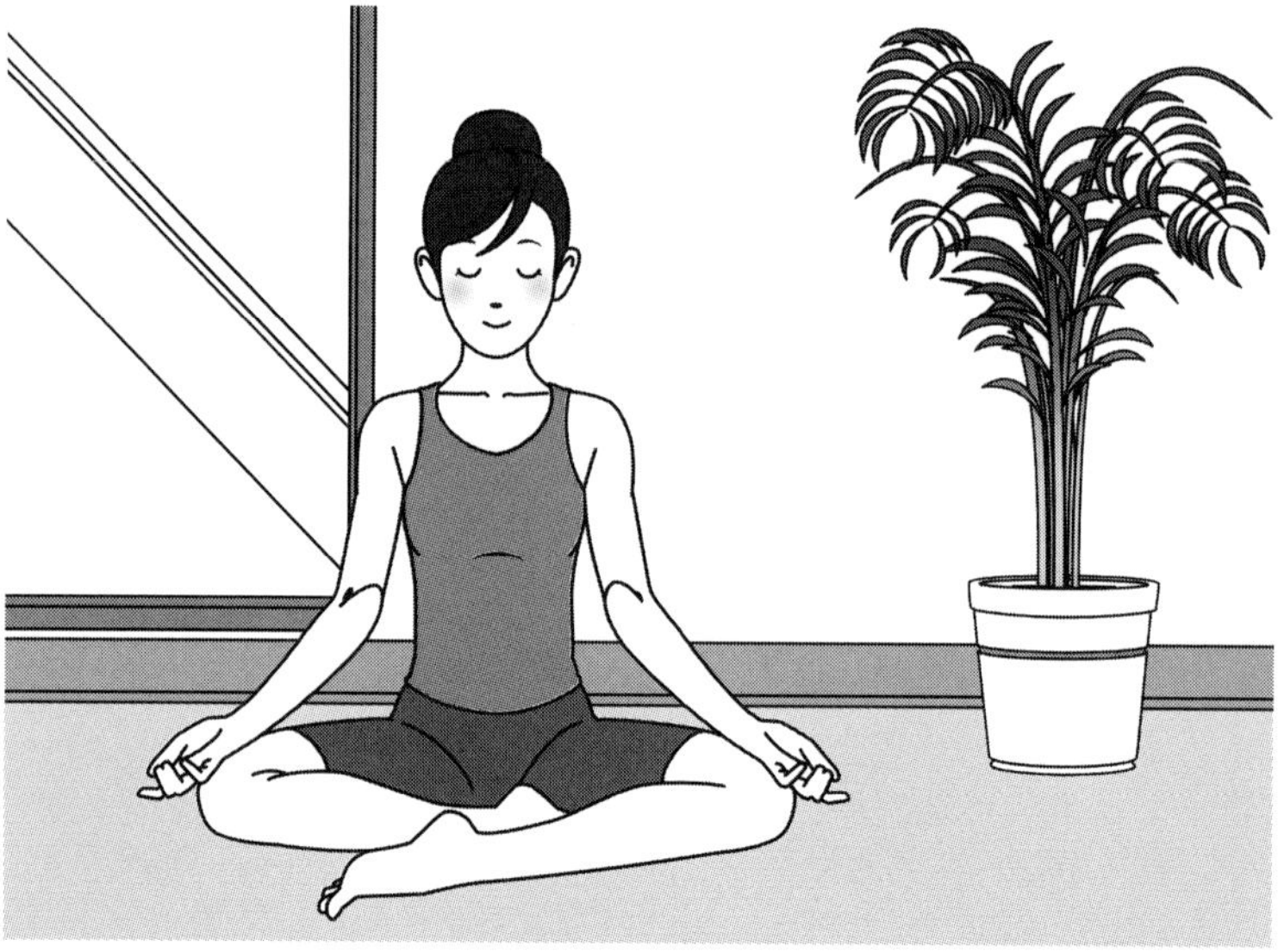

リラックスして「いま」に集中することが重要

おり、どちら側にも傾かずにバランスを保っている状態が良好なコンディションとされています。

ところが、このバランスがくずれて、交感神経の働きが高まり、副交感神経の働きが低下することがあります。その原因となっているのがストレスなのです。ストレスによって交感神経が優位になると、筋肉が緊張し、正常な働きをできなくなるというわけです。

このストレスを軽減させる方法として、私がおすすめしたいのがマインドフルネスです。

マインドフルネスとは、ひとことでいえば「いまここにある自分自身や、目の前の

ことに集中する心の状態」を指します。最近では、マインドフルネスに導くための瞑想《めいそう》を社員研修に活用する企業もふえており、一度は耳にしたことのある人もいることでしょう。

瞑想というとハードルが高く感じるかもしれませんが、決してむずかしいことをする必要はありません。自分がいちばんリラックスできる姿勢になって、自然に呼吸をしながら、日々思い悩んでいるさまざまな雑念や他人からの評価などを頭から取り払い、いま自分が体験している状況に集中するだけでよいのです。

こうすることにより、副交感神経の働きが盛んになって、乱れていた自律神経のバランスが整い、筋肉の緊張も取れてきます。そのため、腹横筋エクササイズの効果がより高まるのです。

腹横筋エクササイズと同様に、**マインドフルネスも、一日のうち、いつ、何回、何分間続けてもけっこうです。腹横筋エクササイズとセットで行うようにすれば、習慣づけしやすくなるでしょう**。

原因のハッキリしない、あるいは医療機関で治療を受けても改善しない腰痛、下肢痛、臀部《でんぶ》痛《つう》、鼠径部痛《そけいぶつう》（太もものつけ根の痛み）などに悩んでいるかたは、ぜひ腹横筋エクササイズとマインドフルネスを試してください。痛みから解放される日がきっと訪れるはずです。

第4章

仙腸関節障害を改善させた体験者の手記

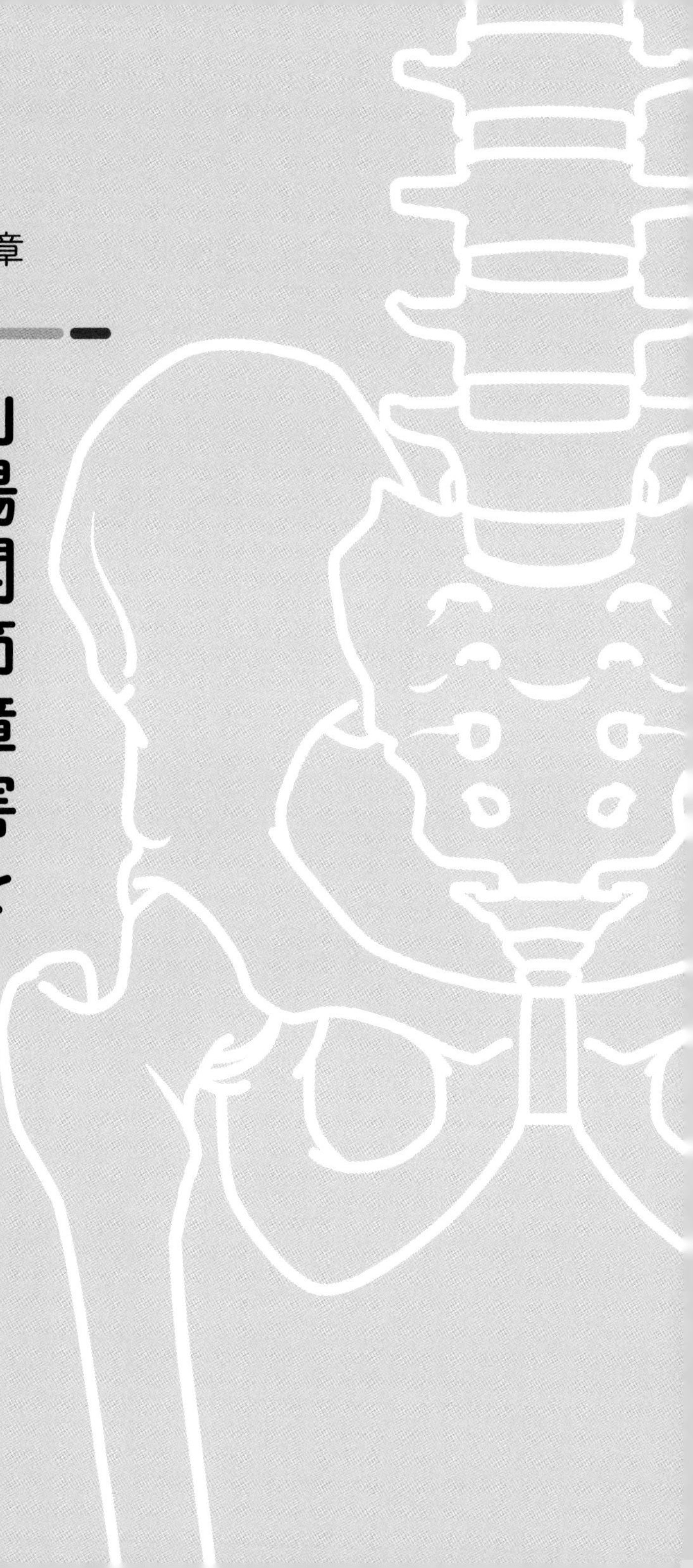

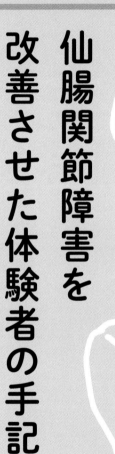

仙腸関節障害による腰痛がパラリンピックの直前に改善し念願の金メダルを獲得できた

元プロ車いすテニス選手
国枝慎吾《くにえだしんご》

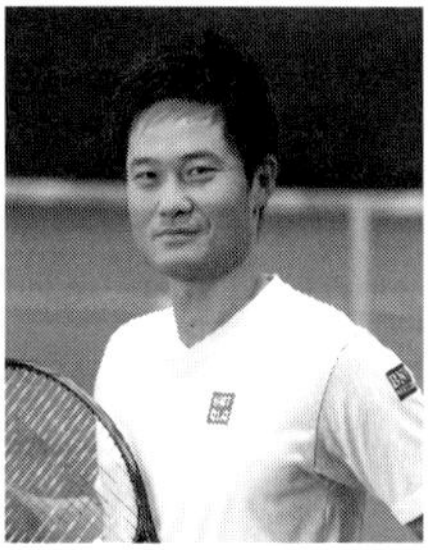

なんともいえない気持ち悪さを伴う鈍痛

小学6年生のときに車いすテニスを始めた私は、17歳から本格的に競技に取り組むようになり、以来、数々の大会に出場し、2009年からは車いすテニスの選手としては初のプロ選手に転向しました。プロ転向以降も世界を舞台に活動し、2023年1月に世界ランキング1位のまま現役を引退。同年3月には国民栄誉賞を受賞するという栄誉にあずかりました。

14年間におよぶプロ生活を振り返ると、さまざまな出来事がありました。そのなかでも、とくに印象に残っているのは、アスリートにとってさけることのできない、ケガとの戦いです。とくに右ひじの痛みは深刻で、2016年には手術を受けた7ヵ月後に再発し、半年間の休養を余儀《よぎ》なくされたほどでした。

そしてもう一つ、忘れられないケガがあります。それは、2020年3月に突然襲われた腰痛です。

2020年3月といえば、新型コロナウイルス感染症の世界的拡大により、同年8月に開催予定だった東京パラリンピックが、1年後の2021年8月開催に延期することが決定した時期でした。同大会で、シングルスで三つめの、ダブルスで二つめの金メダルをめざしていた私にとって、それまで経験したことのない腰痛に見舞われたことは、かなりの痛手でした。

最初に気づいたのは、靴下をはこうとしたときでした。腰の左側のいわゆるベルトラインのあたりが痛むのです。ギックリ腰のような激しい痛みではなく、なんともいえない気持ち悪さを伴《ともな》う鈍痛《どんつう》といえばよいでしょうか。そのために腰に力を入れにくくなり、靴下をはく動作をしづらくなったのです。やがて、この症状はコート上でも現れるようになり、ボールを拾うのもつらくなりました。

原因について思い当たることはありませんでした。ちょうど足を車いすにベルトで固定する方法を試行錯誤している時期だったので、そのことがなんらかの影響を与えたのかもしれません。

あるいは、長年のハードなプレーによる疲労の蓄積によるものという可能性も考えられます。いずれにしても、これが原因と断定するまでには至りませんでした。

そこで私は、北嶋一紀《きたじまかずき》トレーナーに相談をしました。私は2016年の10月から同氏にパーソナルトレーナーとしてサポートしてもらっていたのです。北嶋トレーナーは「それなら、いい先生がいます」といって、スポーツ医学に精通した医師を紹介してくれました。それが本書の著者である金岡恒治《かねおかこうじ》先生でした。

初診では、さまざまな検査を受けたあとに、金岡先生から「最近、国枝さんと同じような症状を訴える患者さんがふえています。症状からいって、おそらく仙腸関節障害《せんちょうかんせつしょうがい》でしょう」といわれました。

体が資本である仕事柄、私は人体の構造について自分なりに勉強をしていました。ですから、仙腸関節という言葉自体は知っていました。しかし、仙腸関節障害という症状名を耳にしたのは、そのときが初めてで、世の中にはそんな障害もあるのかと思ったものです。

しかし、それ以上に驚いたのは、仙腸関節障害の原因について説明を受けたときでした。金岡先生によると、仙腸関節障害が起こるのは誤った腹筋の使い方をしているためだというのです。「この腰の痛みの原因が腹筋の使い方？　いったいどういうこと？」というのが正直な感想でした。

すると金岡先生は、実際の動きで説明してくれました。私が診察ベッドにあおむけに寝た状態で、エコー（超音波）機器のプローブ（探触子《たんしょくし》）をおなかに当てて、モニターを見ながら筋肉の使い方を確認する検査をしてくれたのです。

モニターには、私の腹筋の層と腹腔《ふくくう》（横隔膜《おうかくまく》より下にある腹部の内臓）が映っています。腹筋は何層かに分かれていました。まず、おなかに力を入れて下腹部をグッとへこますように全力で腹圧《ふくあつ》（腹部にかかる圧力）をかけると、腹筋の層のうちの体の表層に近い層から動きだすのが見て取れました。次に、10％くらいの力で腹圧をかけると、腹筋のいちばん奥の層から動きました。

金岡先生は「いま動いたのは腹筋のうちのインナーマッスル（深層筋）である腹横筋《ふくおうきん》で、これが本来の腹筋の使い方です。いまの力加減で腹圧をかけることを覚えると腰痛は改善しますよ」とアドバイスしてくれました。現代人は腹筋のアウターマッスル（表層筋）ばかりを使いがちなため、仙腸関節に負担がかかって腰周辺に痛みが出やすいそうなのです。

その理論が完全に理解できたわけではありませんでしたが、起き上がってみると確かに腰痛が緩和されているのを実感できました。体で効果を実感できると納得できるものです。私は半信半疑ながら腹横筋を使って腹圧をかける腹横筋エクササイズを行うことにしました（基本的なやり方は72ページの図を参照）。

大舞台を前に腰がまったく痛まなくなった

とはいえ、これは簡単なことではありませんでした。10％くらいの力で腹圧をかける、その力加減をつかむのが非常にむずかしいのです。モニターを見ながらでもむずかしいのですから、自宅やジムなどでモニターなしで行うとなると、いわずもがなです。逆に、100％の力で腹圧をかけるのは簡単でした。やはり、ふだんの腹筋トレーニングでアウターマッスルを使い慣れているからでしょう。

それからは、北嶋トレーナーと二人三脚で、正しい腹圧のかけ方を試行錯誤する日々が続きました。そのため、症状は一進一退でした。日によって痛みの度合いが違い、ときには痛みが出ないこともありました。また、痛む部位も日によって変わり、腰だけでなくお尻や骨盤《こつばん》の前側が痛むこともありました。

とくに2021年に入ってからは、かなり状態が悪化し、その影響はプレーにも現れました。明らかにチェアワークが落ちてきたのです。チェアワークのよさは私の最大の武器なので、自分のプレーができないことにもがき、果たして8月のパラリンピックまで体がもつだろうかと思うこともありました。

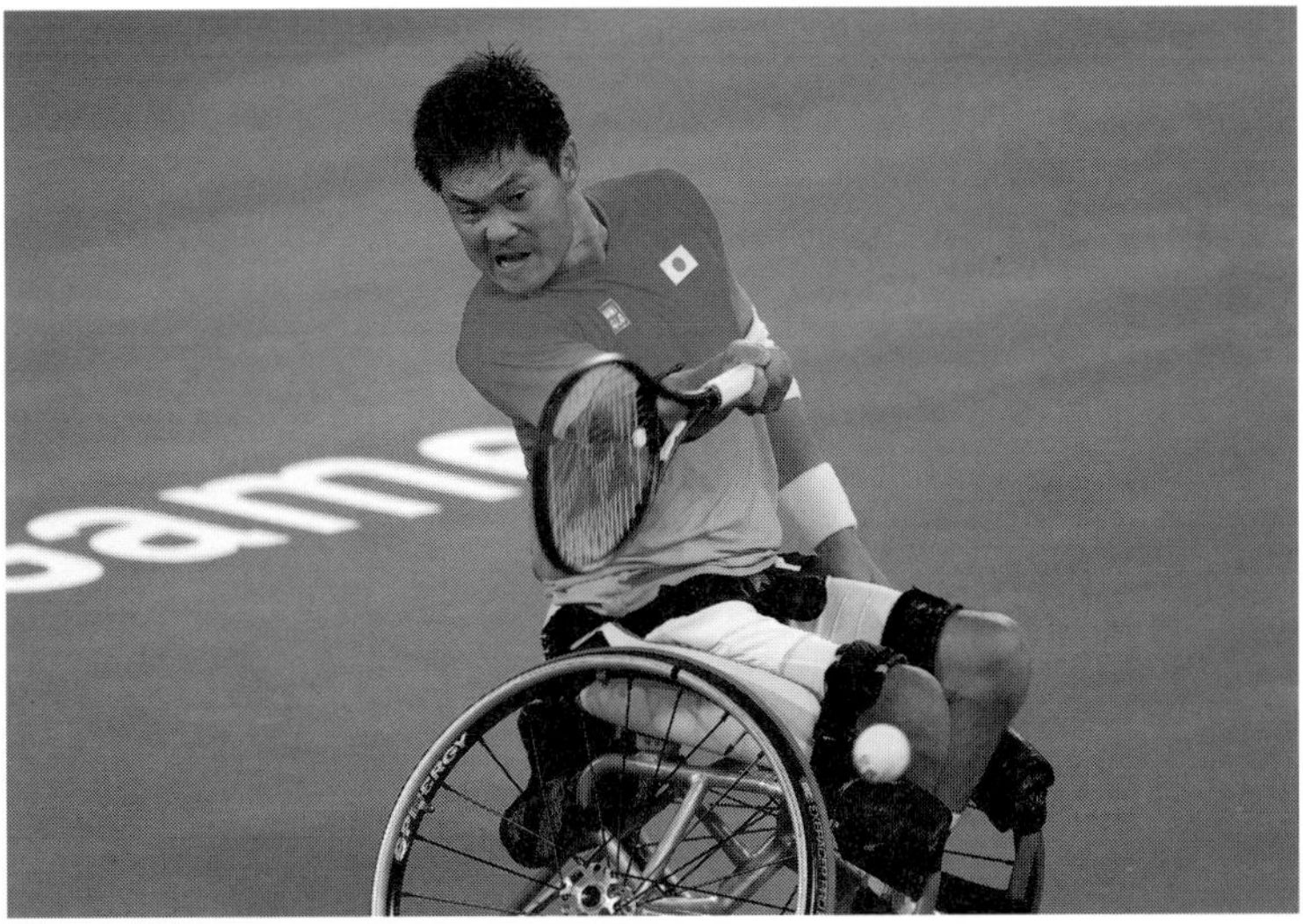

14年にわたるプロ生活はケガとの戦いでもあった　©Getty images

転機はその直後に訪れました。金岡先生のもとへは3ヵ月に1回くらいのペースで経過報告や映像撮影のために定期的に通っていましたが、私の状態が改善しないことを受けて、仙腸関節にブロック注射（痛む部位に麻酔薬を注入する注射）を打つことになったのです。ブロック注射を打って痛みが軽減した場合は、仙腸関節障害の確定診断が下されるとのことでした。

ブロック注射の効果はすぐに現れました。腰の痛みが明らかにやわらいだのです。注射の効果が切れると、また痛みが出ましたが、仙腸関節障害で間違いないとわかったことで、精神的に吹っ切れた感じがしました。

その日以降、私は腹横筋エクササイズによ

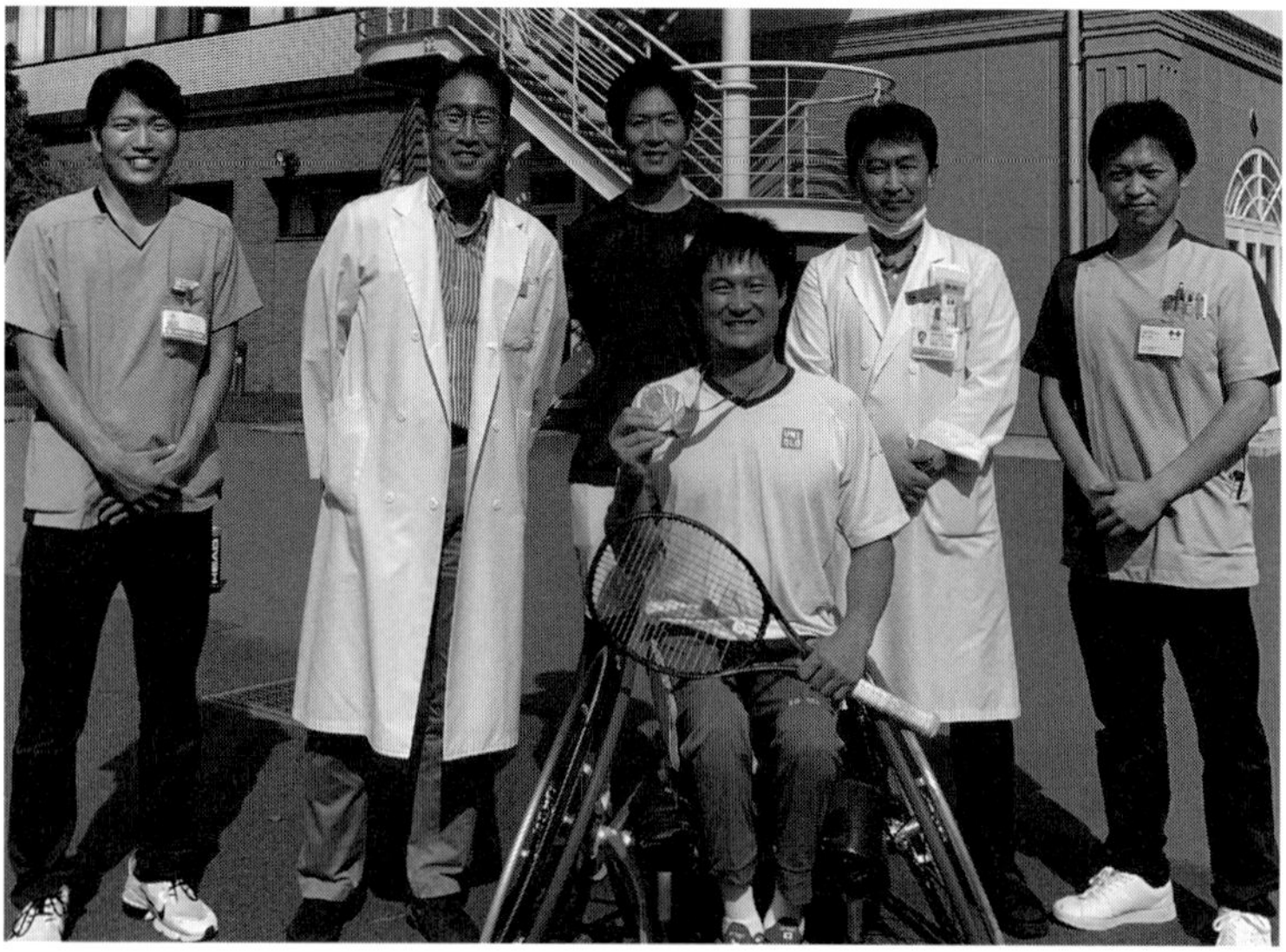
東京パラリンピックでは念願の金メダルを獲得できた（左から２人めが金岡先生、３人めが北嶋トレーナー）

り熱心に取り組みました。あおむけに寝てひざを立てた状態で、北嶋トレーナーに足を揺さぶってもらいながら、10％くらいの軽い腹圧を常にかけ続けるトレーニングを続けたのです。すると、適正な腹圧をかけるコツが徐々につかめてきました。それに伴って、腰痛も少しずつ軽減し始め、試合中でも痛みをコントロールできるようになってきました。

そして、パラリンピックを迎える直前のことです。腰がまったく痛まなくなったのです。ちょうどそのころから、腹圧の新たなかけ方を試していました。それがはまったようでした。もちろん、パラリンピックという大舞台を前にアドレナリンが出て痛みが消えた可能性もあるでしょう。しかし、腹圧をかける手技を洗練していった時期でもあったのは間違いありません。

おかげで、パラリンピックでは、シングルスで念願の三つめの金メダルを獲得することができました。その後、翌年の全豪オープン、ウィンブルドン選手権でも優勝し、男子シングルス史上初のキャリアであるグランドスラムおよびキャリア・ゴールデンスラムを達成し、翌２０２３年に現役を引退しました。

仙腸関節障害による腰痛は、残念ながら完治したわけではありません。パラリンピック閉幕後から、ときどき痛みが再発するようになり、現在もまだ症状は残っています。引退したいまは、現役時代のようなハードなトレーニングをしていないし、パフォーマンスを１００％出す必要もないので、痛みとつきあいながらテニスをやりつつ、今後の進むべき道を探っているところです。海外留学や後進の育成といった選択肢も含めて、新たな道を開拓していくつもりです。

国枝慎吾（くにえだ・しんご）

1984年、東京都出身。9歳のときに脊髄腫瘍のため車いす生活となり、11歳で車いすテニスと出合う。2006年、アジア人初の世界ランキング1位となり、07年には、車いすテニス史上初となる年間グランドスラムを達成する。09年4月、車いすテニス選手として初のプロ転向を宣言。10年11月まで続いたシングルス連続勝利記録は107に達した。21年には、東京パラリンピックで3度めのシングルス金メダルを獲得。22年には、ウィンブルドン選手権を初制覇し、四大大会を制覇する「生涯グランドスラム」を車いすテニス男子で初めて達成。また、四大大会とパラリンピックを制覇する「生涯ゴールデンスラム」の偉業も成し遂げた。全豪オープン優勝11回、全仏オープン優勝8回、ウィンブルドン優勝1回、全米オープン優勝8回と前人未踏の功績を残す。23年1月、世界ランキング1位のまま引退。今後は車いすテニスのみならず、さまざまな分野での活躍が期待される。

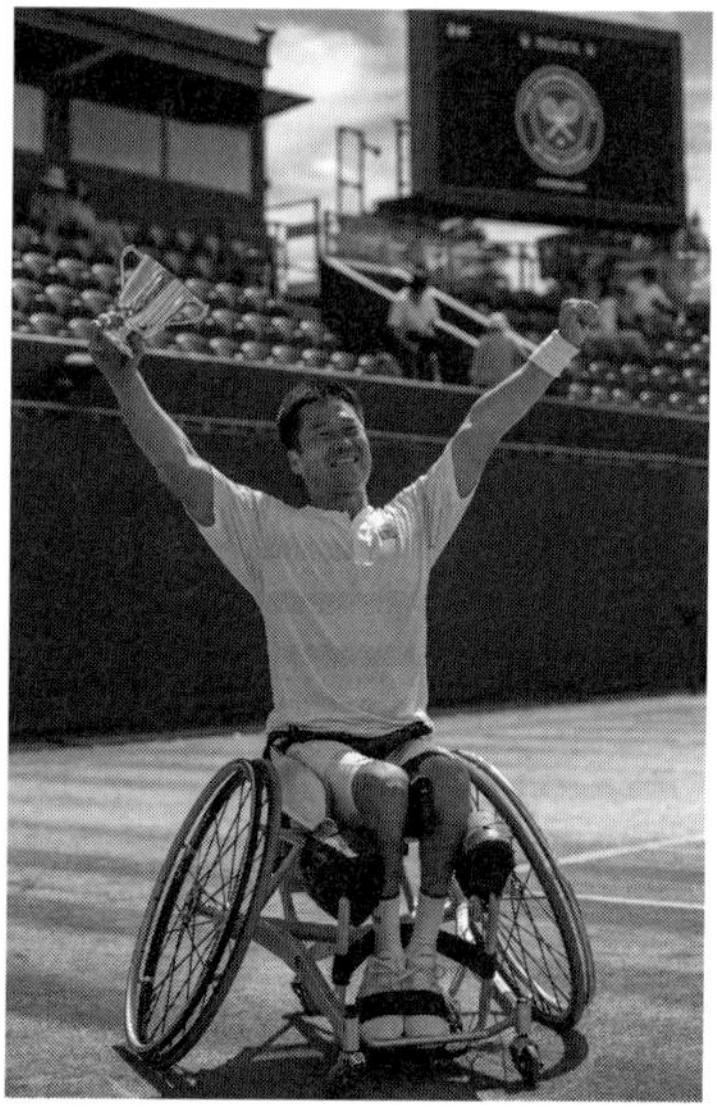

©Getty images

金岡先生のコメント

国枝選手の腹筋群はとてもよく発達していて、すぐれた機能を持っていました。しかし、いろいろな条件からアウターマッスルの使いすぎの状態になり、仙腸関節に負荷《ふか》が加わって、腰が痛みだしたのです。初めの症状は左の鼠径部痛《そけいぶつう》（太もものつけ根の痛み）で、いろいろな医療機関で股関節《こかんせつ》の検査を受けたが異常がなく、北嶋トレーナーの仲介で私が診察させていただきました。エコーで腹部の筋肉の収縮を確認したところ、腹横筋の収縮力はじゅうぶんでしたが、アウターマッスルよりも先に働かせるために、これまでの腹圧のかけ方を変えて、10％程度にするよう指導しました。

　その方法をしっかりと身につけるには、相応の時間がかかったと思いますが、大切な大会の前には心理面でのコンディションも整って、最高の体の使い方が再現できたのかと思います。超一流選手は、大きな大会の前でもリラックスでき、いわゆるゾーンに入って、最高のパフォーマンスを発揮することができます。国枝選手も超一流の選手でした。

違和感から痛みに変わっていった仙腸関節障害の症状が少しずつ安定し気づいたら痛み止めも湿布も使っていなかった

主婦・60歳　堀場《ほりば》祥子《しょうこ》（仮名）

腰が痛くてあおむけで寝られない

２０１８年の春先のことです。腰全体になんともいえない違和感を覚えました。痛いわけではないのですが、なんとなく腰の調子がおかしいのです。それまで腰痛を経験したことがなかったので、これが腰痛というものなのかと思い、とりあえず近所の整形外科に行ってみました。

そこでは、レントゲン検査後に、医師が触診《しょくしん》を行い、別室でリハビリテーション（機能回復訓練）を行うように指示されました。自分のカルテを持ってリハビリ室に移動するときに、何気なくカルテを見ると、「脊柱管狭窄症《せきちゅうかんきょうさくしょう》」という文字が目に入り、自分はそういう病気になったのかと思いました。

そのときは知りませんでしたが、あとになって調べたところ、脊柱管狭窄症とは、背骨の内側にある脊柱管という管《くだ》が狭くなって神経を圧迫し、痛みを覚える病気とのことでした。

けっきょく、その日は、痛み止めの内服薬と湿布薬《しっぷやく》、腰に巻く腰痛バンドを処方され、2週間は安静にして、もう一度来るようにいわれて帰宅しました。

2週間後、再びその整形外科を訪れると、腰に赤外線や電気を当てたあとに、「自宅でこの体操をやってください」といって1枚のプリントを渡されました。そこには「コルセット筋トレーニング」と題して、イスに座って上半身を前後に傾斜させたり、左右の足を交互に上げたりする体操のやり方が書かれていました。

それからは、2~3日に1回くらいのペースで通院しながら、自宅でコルセット筋トレーニングを毎日欠かさず行うようにしました。しかし、残念ながら、これといった効果は感じられませんでした。それどころか、腰の違和感が痛みに変わってきたのです。

1ヵ月後の診療のときに、医師から腰痛バンドをはずしてよいといわれました。確かに、そのときは腰の痛みが少し軽くなっていたような気がしていました。ところが、しばらくすると痛みがぶり返してきたのです。

何かおかしいと感じた私は、書店で脊柱管狭窄症の本を見てみました。すると、脊柱管狭窄症の場合、少し歩くと痛みが出て歩けなくなり、しばらく休むと痛みが引いて歩けることをくり返すとあります。しかし、私は腰に痛みはあるものの、歩くことにはまったく支障がありません。次の診療のときに、医師にそのことを話しましたが、「ああ、そうですか」というだけで、まったくとりあってもらえませんでした。

このことを機に、私はインターネットで腰痛について必死に調べ、自分なりに勉強をしました。そして、その結果、ある徒手療法《としゅりょうほう》を行う整形外科にたどり着いたのです。最初の整形外科にかかってから1年ほどが経過したころのことでした。

徒手療法とは、文字どおり、患者の体に手でふれて行う手技を指します。一般的には、理学療法士が行うことが多いそうですが、その整形外科では、整形外科医が自《みずか》ら行っているのが特徴でした。

その整形外科での初診では、さまざまな検査の結果、「仙腸関節障害《せんちょうかんせつしょうがい》」と診断されました。実は、ネットで得た仙腸関節障害に関する情報と自分の症状が合致していたので、私自身も仙腸関節障害なのではないかと思っていたところでした。このことから、私はその先生を信頼して、転院することにしました。

そのころには、腰の痛みがかなり悪化していました。とくに、イスに座っていると痛みが出て、すぐに立たなければならないことが不便でなりませんでした。また、腰が痛くてあおむけになって寝ることができず、たいてい横向きになって寝ていました。

しかし、転院して徒手療法を受けるようになってから、腰の痛みが徐々に軽くなってきました。痛みが完全に取れるわけではありませんが、徒手療法を受けると、確かに痛みが軽減するのです。残念ながら、1週間くらいたつと、また痛みがぶり返しますが、以前と比べれば状態が確実によくなっているのを実感できました。先生もとても誠実に対応してくれるので、もう来なくていいといわれるまで一生通おうと決めて、定期的に通院を続けていました。

お尻を半分締める感じ

こうして転院をして1年ほどが経過した2020年の秋のことです。テレビで腰痛の特集番組を見ていると、整形外科医が仙腸関節について解説していました。それが、本書の著者である金《かね》岡恒治《おかこうじ》先生でした。

それからしばらくしたころ、ネットで仙腸関節について検索していたところ、日本仙腸関節研究会のホームページにヒットしました。そして、その会員のなかに金岡先生の名前を見つけたのです。興味を持って、よく読んでみると、日本仙腸関節研究会では研究発表会を年に1回行っており、一般の人もオンラインで参加できるそうです。しかも、金岡先生が特別講演を行うとあります。私は最新の情報を得られるのではと思い、すぐに予約をしました。

こうして私は、2022年10月23日に開催された第13回日本仙腸関節研究会発表会にオンラインで参加しました。その内容を記録して、ノートもできる限りとるようにしました。

さて、最後の質疑応答のときのことです。参加者から「ドローインがうまくできないが、どうやったらいいのでしょうか」という質問がありました。ドローインとは、おなかをへこませた状態で呼吸をすることで、おなかの奥にある腹横筋《ふくおうきん》を鍛《きた》えるトレーニング方法です。

すると、金岡先生が「ヘソの3センチくらい下を薄いベニヤ板2枚分くらいへこませるのがコツです」と答えられました。また、このときに、「他の筋肉よりも腹横筋が先に収縮《しゅうしゅく》することが大事」と説明されていました。

私はそれまでに、おなか全体をギュッと縮めるドローインは何度かやってみたことがありました。しかし、金岡先生が説明されたやり方は初めて聞いたものでした。そこで、そのドローインをやってみることにしました。

私はその日から、台所で料理をするときに、金岡式ドローイン、すなわち腹横筋エクササイズ

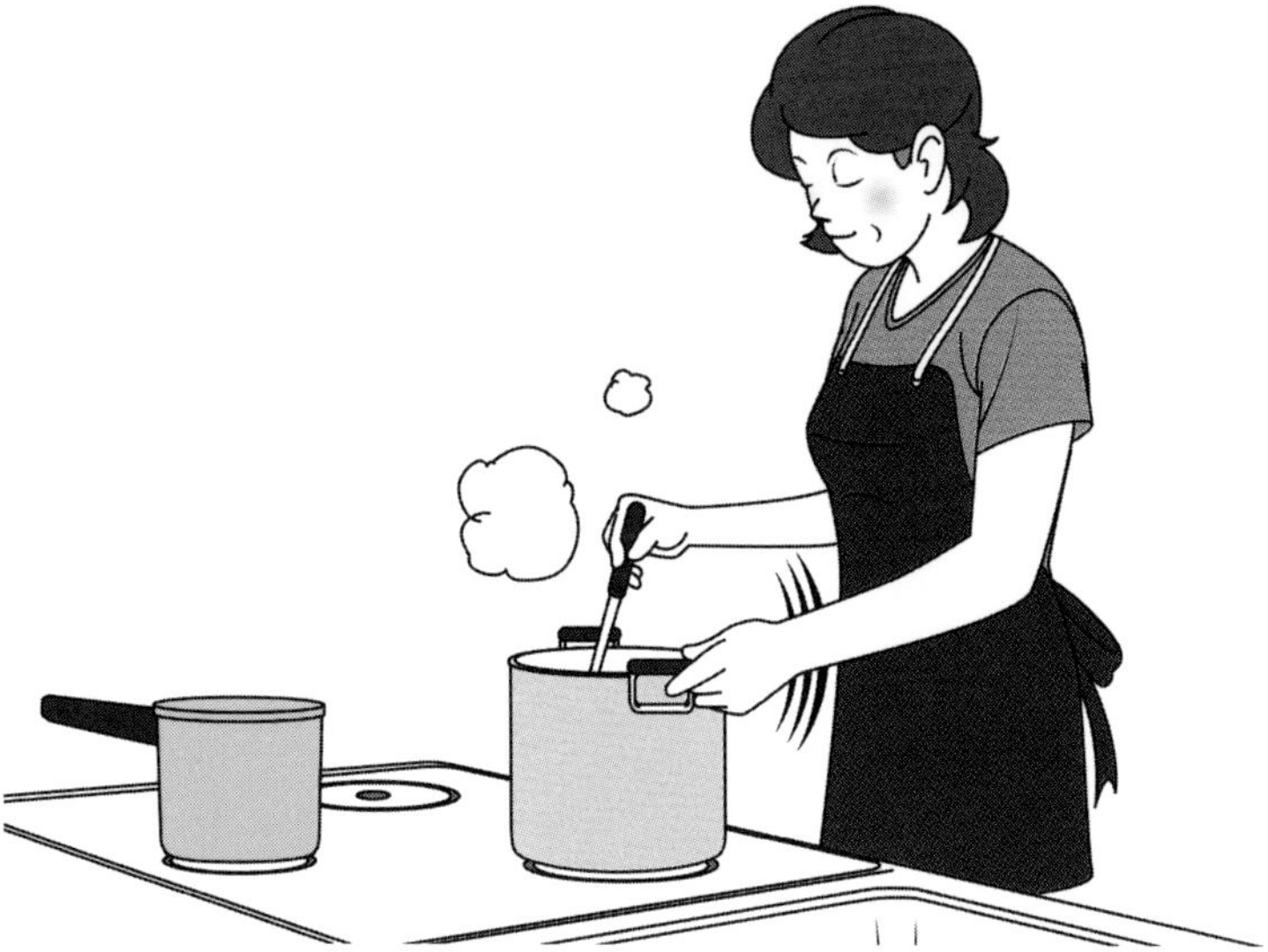

台所で調理をしながら腹横筋トレーニングを行った

を行うことを日課にしました。すると11月の上旬になって、腰痛が軽くなってきたのです。それまで日によって好不調の波があったのが、安定してきたように感じました。この結果を得て、私は金岡先生がセカンドオピニオン外来を担当している腰のコンディショニングの専門スタジオに通うことを決めました。

２０２３年３月、初診のときに、今回は転院ではなく現在通っている病院をいったんお休みして金岡先生に診《み》ていただきたいこと、その病院では仙腸関節障害と診断されたこと、腹横筋エクササイズを実践したら腰痛が軽くなったことを伝えました。

そして、前屈や後屈、上体を左右に倒す

検査、リポジショニングテスト（くわしくは68ページの図を参照）などを受け、最後にエコー（超音波）の映像を見ながら腹横筋トレーニングを行いました。最初は力の入れ具合がなかなかわかりませんでしたが、その日の最後におなかをへこませたときに、先生に「そう、いまのです」といわれ、なんとなく感覚がわかりました。体の力を抜いて、ヘソの3センチくらい下をわずかにへこませる感じがつかめたのです。

その後は、10日に1回くらいのペースでスタジオに通いながら、自宅でも腹横筋エクササイズを行うようにしました（基本的なやり方は72ページの図を参照）。階段を下りるときや、体を動かす前に、「腹横筋だけが先に動くように」と自分にいい聞かせて、力の入れ具合を微妙に調整しながら、おなかをへこませるようにしたのです。

こうして腹横筋エクササイズを続けているうちに、力の入れ具合もだんだんとわかってきました。先生から「全力の何割くらいでやっていますか」ときかれたので「全力の1～2割の力でやっています」と答えたら、「それでいいです」といわれ、自信がつきました。

そして、それに伴《ともな》って、腰痛も少しずつ軽減してきました。痛みが完全に取れたわけではありませんが、気づいたら、痛み止めの内服薬も湿布薬も使っていなかったのです。

現時点では、イスに座っているとまだ腰が痛みます。今後は、イスに座っても痛みが出ないようになるまで回復し、飛行機に乗って実家の母に会いに行けるようになることが目標です。
腹横筋エクササイズを指導してくれた金岡先生、ストレッチを指導してくれたスタジオのトレーナーさん、徒手療法を施《ほどこ》してくれた先生、そして、いつも支えてくれている家族には、感謝してもしきれません。

金岡先生のコメント

堀場さんの腰痛は仙腸関節障害と診断されて、徒手療法が行われていました。しかし、残念ながら、徒手療法で一時的に痛みが軽減しても、日常生活動作で仙腸関節に再び負荷《ふか》が加わると、痛みがぶり返してしまいます。そのため、骨盤を安定させてから体を動かす筋肉の使い方が何よりも重要で、腹横筋を他の筋肉よりも先に収縮させることが最優先課題なのです。

堀場さんはその点をよく理解され、腹横筋エクササイズに熱心に取り組まれました。今後は、痛みが完全に消えるように、腹横筋エクササイズを継続してください。

歩くこともできないほどの仙腸関節障害による腰の激痛が1ヵ月でほとんど消えてサッカーに復帰できる日も間近

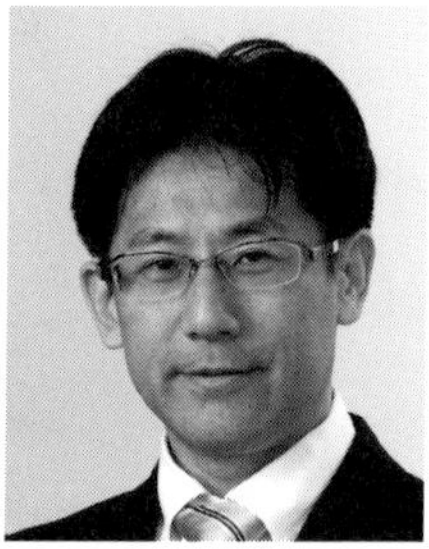

早稲田大学人間科学学術院教授
森《もり》田《た》裕《ゆう》介《すけ》

10歩も歩くと壁にもたれて休むことのくり返し

小学生のときにサッカーを始めた私は、高校までサッカー部に所属していました。就職してからは教職員チームなどでプレーし、現在は地元の市民リーグのチームでサッカーを楽しんでいます。

そんな私が、これまでに経験したことのないような激しい腰痛に襲われたのは2023年4月のことです。きっかけは、やはりサッカーでした。私が所属しているのはオーバー50（50歳以上）のチームなのですが、オーバー40（40歳以上）のチームメイトたちと練習をする機会があり、その1週間後に、体がヘトヘトの状態で試合に出場したのです。

その試合で、ディフェンスのポジションにいた私は、相手に当たり負けして尻もちをついてしまいました。というのも、試合の途中で左足の内転筋《ないてんきん》（太ももの内側の筋肉）がつっていたのです。やはり、1週間前に10歳以上若い人たちと練習をしたことで、体にダメージが蓄積していたのでしょう。

幸い、尻もちによる痛みも内転筋の痛みもそれほど深刻なものではなかったので、試合後は、股を割って肩を片方ずつ内側に入れるストレッチを毎日行って、ケアをしていました。

ところが、試合からちょうど1週間後の夜になって、突然、腰が痛みだしたのです。その日は、午前中にオンラインでのミーティングがあったので、そのときの姿勢が悪かったのだろうと思い、軽くストレッチをして寝ました。しかし、翌日になっても痛みは引かないどころか、ますます強くなっています。あまりの痛さに、日曜日だったこともあって、一日中横になっていました。

翌日、授業が終わってから、大学の近くの整形外科を受診しました。そこでは、レントゲン写真とＭＲＩ（磁気共鳴画像《じききょうめいがぞう》）を撮り、痛み止めの薬を処方されました。痛み止めを飲むと、痛みが多少やわらぎましたが、薬の効果が切れると、痛くてまともに歩くこともできません。大学の駐車場に車を停めて10歩も歩くと腰全体が痛んで動けなくなり、壁にもたれて休んではまた10

歩歩くことをくり返したため、教室にたどり着くまで何十分もかかりました。その様子を見ていた学生から「いったいどうしたんですか?」ときかれたほどでした。

それから8日後に2度めの受診をしました。痛くてどうしようもないと訴えると、医師は「椎《つい》間板《かんばん》ヘルニア（背骨を構成する椎骨《ついこつ》と椎骨の間にある椎間板が押し出されて神経を圧迫することによって起こる病気）かなあ」といって、ヘルニアがあると思われる部位にブロック注射（痛む部位に麻酔薬を注入する注射）を打ちました。また、変形性股関節症《へんけいせいこかんせつしょう》かもしれないということで、股関節のレントゲン写真も撮りましたが、変形は認められず、椎間板ヘルニアと診断されました。その日は、再び痛み止めの薬を処方され、さらに松葉杖も借りて帰り、そのままゴールデンウイークに入りました。

医師によると、ブロック注射の効果は2週間くらい持続するそうです。ところが、わずか3日後に痛みが再発してしまいました。ゴールデンウイーク中は病院も休みのため、私は近所のプールに行くことにしました。水に浮いて体重をかけなければ、少しは痛みがやわらぐのではと思ったのです。実際にやってみると、確かに痛みは軽くなりました。しかし、帰宅すると痛みはぶり返し、寝ている間も痛いままでした。

激しい腰痛のためにほとんど寝たきりの状態でゴールデンウイークを過ごした私は、この痛みは椎間板ヘルニアによるものではないのではないかと思うようになりました。椎間板ヘルニアの場合、飛び出した椎間板が神経にふれて痛みが起こるといいます。しかし、私が痛みを感じるのは明らかに骨で、神経の痛みではないのです。

そして、このまま通院を続けるのはもうやめようと決心し、ゴールデンウイーク明けの朝に松葉杖を返しに行くとともに、レントゲン写真とMRIのデータを受け取り、その足で大学の保健管理センターに向かいました。保健管理センターに勤務する知り合いの先生に相談をしたところ、「それなら、スポーツ医学にくわしい先生がここで診療をしているから、一度診《み》てもらったほうがいい」といって、整形外科医を紹介してくれたのです。それが、本書の著者である金岡恒治《かねおかこうじ》先生でした。

腹横筋を動かすコツが徐々にわかってきた

金岡先生からは、痛みが出てきた経緯をくわしくきかれたうえで、さまざまな検査をしてもらいました。診察ベッドにあおむけに寝て片方の足を持ち上げる検査では、足に力が入らず、足を持ち上げることができませんでした。また、同じ姿勢から片方の足を持ち上げてもらい、一度下ろしてから同じ位置に戻す検査でも、最初に持ち上げた位置がわかりませんでした。

その結果、腰に伸展痛《しんてんつう》（伸ばしたときに出る痛み）、仙腸関節《せんちょうかんせつ》に圧痛《あっつう》（押したときに出る痛み）のあることがわかり、仙腸関節にブロック注射を打ってもらいました。

仙腸関節という名前を聞いたのは、そのときが初めてでした。解剖学の本で位置を調べてみたところ、確かに私が痛みを感じる部位と一致していました。

仙腸関節へのブロック注射はよく効いて、その日の夜は絶好調で、普通に歩くこともできました。しかし、しばらくして注射の効果が切れると、また痛くなったので、痛み止めの薬を飲んでしのいでいました。

1週間後の2度めの受診で「ブロック注射が短期間でも効果があったので、おそらく仙腸関節障害でしょう」といわれ、それから1週間おきに保健管理センターに通うことになりました。

さて、それから1週間後の3度めの受診でのことです。金岡先生から「今日から腹横筋《ふくおうきん》を動かすエクササイズを始めましょう」といわれました。仙腸関節障害には腹横筋の動きが大きく関係しており、おなかに力を入れるときに、アウターマッスル（表層筋）である腹直筋《ふくちょくきん》や腹斜筋《ふくしゃきん》より先に、インナーマッスル（深層筋）である腹横筋を動かせるようになると、痛みが軽減するそうなのです。

仙腸関節の位置からすると、大臀筋《だいでんきん》（お尻の筋肉）や梨状筋《りじょうきん》（大腿骨《だいたいこつ》と骨盤《こつばん》を結ぶ筋肉）といっ

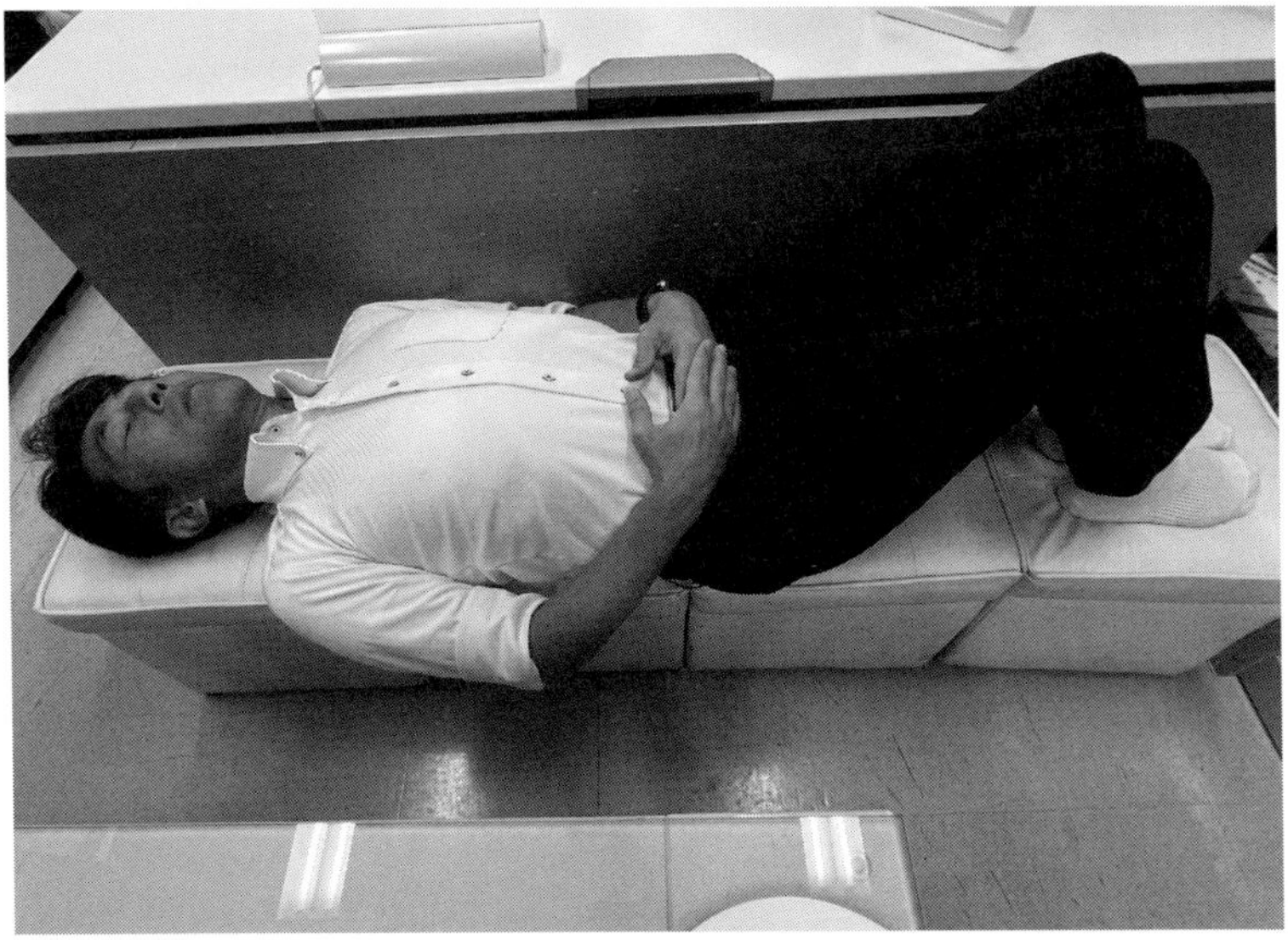

腹横筋エクササイズを行う森田教授

た腰周辺の筋肉が関係しているのではと思っていたので、腹筋の一つである腹横筋が関係しているとは意外でした。

エクササイズは、以下の要領で行いました。まず、診療ベッドにあおむけに寝て、両ひざを立てます。おなかには超音波（エコー）の機械が当てられており、ベッドの横のモニターにおなかの中が映し出されています。そして、金岡先生から「モニターに映っている3層の腹筋のうち、いちばん下の筋肉（腹横筋）だけを動かしてください」といわれました。

しかし、そうはいわれても、どうすればいちばん下の筋肉だけを動かせるのかまったくわかりません。先生にたずねたところ、腹式呼吸《ふくしきこきゅう》（息を吸うときにおなかをふくらませ、吐《は》くときにへこませる呼吸法）をして、息を吐いたときに、おなかを1センチくらいへこませるとよいとのことでした。

いわれたとおりにやってみましたが、力加減がとてもむずかしく、いちばん上の層や真ん中の層が動いてしまい、なかなかコツをつかめませんでした。しかし、それでも、何度かは腹横筋を先に動かすことができました。そして、エクササイズを終えたときには、足に力が入るようになっていたのです。自分が力を入れているわけではなく、自然と足に力が入る感じでした。

その日から、診察日以外にも自宅でエクササイズをするようにいわれました。しかし、モニターがないと、うまくできたかを確認することができず、なかなかうまくいきませんでした。

さらに1週間が経過した4度めの受診で、再びモニターを見ながら、どうやったら腹横筋が動くのかを確認しました。すると、だんだん自分の感覚が合ってきて、映像を見られない状態で行っても、この感じでやれば腹横筋が動くというのがわかってきました。

コツをつかむヒントになったのが、以前に一度だけ体験したピラティスでした。骨盤を整えて腹式呼吸で息を吐いていく感覚が同じだったのです。

こうしてコツをつかんでからは、自宅での腹横筋エクササイズをより熱心に行うようになりました（基本的なやり方は72ページの図を参照）。息を吐ききったら、力を入れずにおなかをへこませます。半開きになった口から1～2立方センチくらいの量の空気が出るような、虫の息の感覚です。10回も続けると息が苦しくなるので、いったん肺呼吸をして、また10回程度行います。一日で行う時間帯や回数はとくに決めませんでしたが、横になる時間がなかなか取れないので、結果的に一日2度くらい行うことになりました。ときには、忙しくてできない日もありました。

こうして腹横筋エクササイズを続けていたところ、腰の激痛が日に日にやわらいでいくのを実感できました。そして、腹横筋エクササイズを始めて約1ヵ月後の6月6日には、痛みがほぼ消えたのです。腰痛のために、まともに歩くこともできなかったことを思うと、信じられないような回復

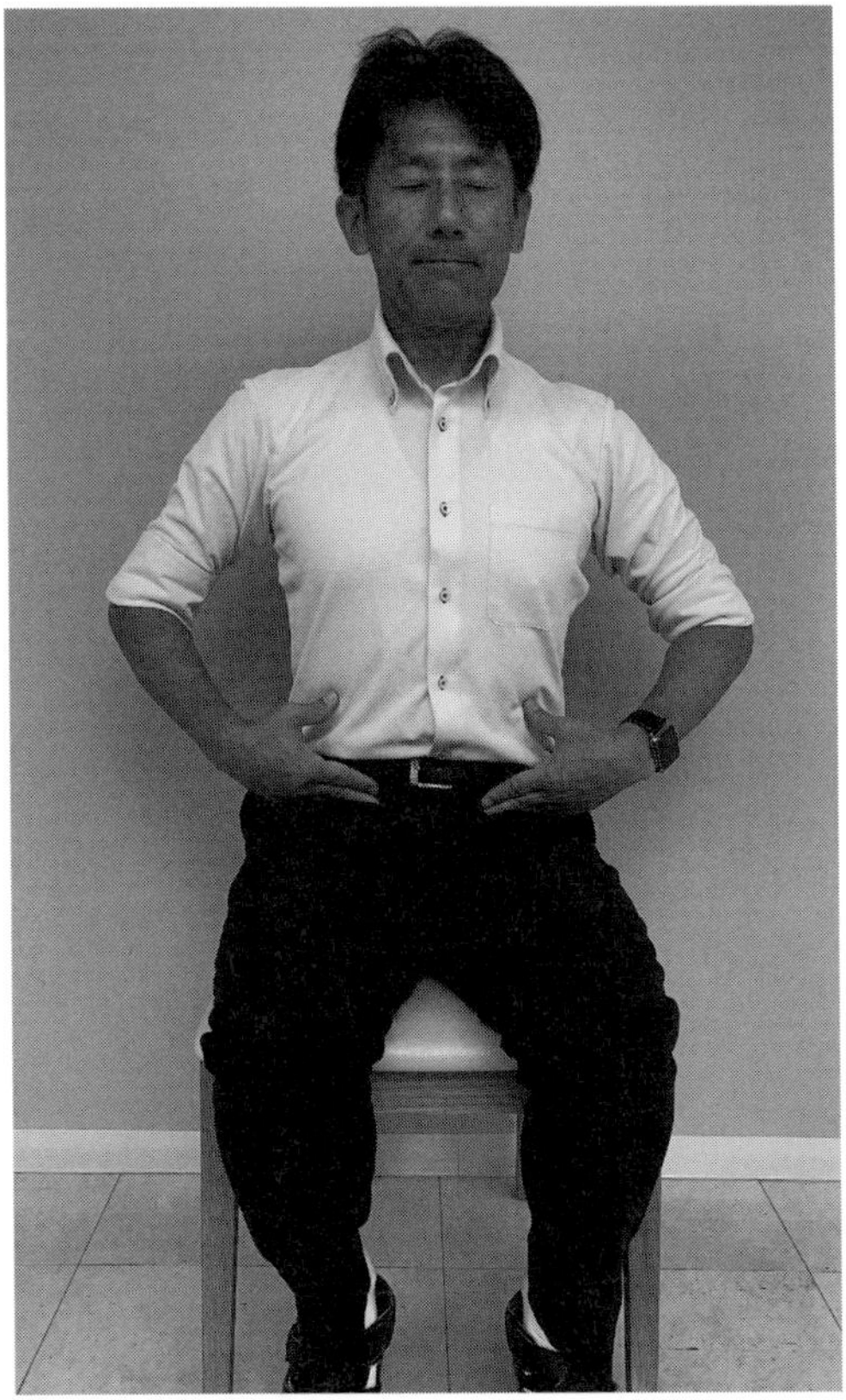

横になれないときはイスに座って行ってもよい

ぶりといえるでしょう。

現在も腹横筋エクササイズは継続しています。おかげで、腰痛はすっかりなくなっていますが、まだ多少の違和感はあるため、全力で体を動かすことはできていません。今後、この違和感も消えて、全速力で坂を上れるようになったら、大好きなサッカーに復帰するつもりです。

金岡先生のコメント

森田先生のように、仙腸関節障害を椎間板ヘルニアと診断されるかたはたくさんいます。前屈やSLRテスト（くわしくは65ページの図を参照）を行うと疼痛《とうつう》が出て、下肢《かし》の脱力があると、整形外科の常識では椎間板ヘルニアが最も考えられる病態で、仙腸関節障害のことを知らなければそのように診断されてしまうのです。

仙腸関節障害が疑われる場合には、仙腸関節のブロック注射を行って、短い期間でも痛みが軽減することで診断を下し、そのあとは痛みを起こした原因を取り除いていきます。

この一連の治療のなかで、腹横筋の先行収縮はとても重要です。腹横筋だけを収縮させることができない人にとってはなかなかむずかしいのですが、森田先生のように腹式呼吸で息を吐くときに収縮しやすい人も多く見られます。そのため呼吸の方法を変えたところ腰痛が軽くなったと感じるかたも多く、その方法がリハビリテーション（機能回復訓練）でも用いられています。

しかし、呼吸の方法と腹横筋の収縮は、本来は別々にできるようになる必要があります。それができないと、言葉を発しながら動作を行うことができなくなってしまうからです。呼吸を使って腹横筋の収縮方法を身につけたかたは、呼吸と関係なしに腹横筋を使えるように練習してください。

おわりに

私は、スポーツドクターを志《こころざ》して筑波大学に入学し、整形外科医となり、脊椎《せきつい》外科を専門として、1000件以上の脊椎手術を手がけてきました。また、シドニー、アテネ、北京オリンピックの競泳日本代表チームドクターを務め、ロンドンオリンピックではJOC本部ドクターとして帯同しました。スポーツの現場では、大学病院の整形外科に入院してくる患者さんと違って、画像検査では診断のつかない腰痛性疾患《しっかん》が多く、その治療や予防に苦心しました。

そして、2007年からは早稲田大学に移り、アスリートの腰痛予防の方法として体幹筋《たいかんきん》の研究を行い、その方法を応用した運動療法の開発と普及に努めています。

本文でも述べたように、日本の整形外科医の多くは「仙腸関節《せんちょうかんせつ》は動かないので、そこに障害が起こるはずがない」と考え、仙腸関節障害を適切に診断できていないのが現状です。かくいう私も、大学病院での外来診療で仙腸関節障害と診断して治療した患者さんはゼロでした。仙腸関節障害は腰痛の患者さんの数割を占めるので、ゼロであるわけはなく、きっと私も誤診していたに違いありません。実際に、椎間板《ついかんばん》ヘルニアと考えて手術をしたにもかかわらず、症状がほとんど取れなかったかたがたが数名思い浮かびます。もしかしたら、このかたがたは仙腸関節障害だったのかと、いまになって思い出され、自分の未熟さに懺悔《ざんげ》の念が湧いてきます。そして、同じようなことは世界中で多くくり返されていると想像します。

そのため、私自身の罪ほろぼしのためにも、できるだけ多くの学会やセミナーなどで仙腸関節障害の話をして、理解を広めているところです。2023年には日本仙腸関節研究会の会長を拝命し、今後も仙腸関節障害の診断・治療方法についての知見を広めていきます。

また、診断するだけではなく、根治《こんち》的な治療方法が求められます。数年前までは、診断はできてもブロック注射（痛む部位に麻酔薬を注入する注射）やリハビリテーション（機能回復訓練）、徒手療法《としゅりょうほう》（患者さんの体に手をふれて行う手技）をくり返すばかりで、最適な治療方法に至りませんでした。

そのようななかで、アスリートの診療中に腹横筋《ふくおうきん》の収縮《しゅうしゅく》を確認したところ、アウターマッスル（表層筋）の活動が強く、腹横筋の収縮がうまくできない選手がいました。その選手にエコー（超音波）の映像を見せながら腹横筋だけを先に収縮させるように指示したところ、驚くほど速やかに、確実に動作時痛がへったのです。

腹横筋をアウターマッスルよりも先に働かせることの重要性は、オーストラリアのホッジス教授が数十年前から唱《とな》えていて、その理論は広く知られていますが、実際に効果を感じたのはそのときでした。それからは、**この方法を使って多くの仙腸関節障害の患者さんをよい方向に導けるようになっています**。

このような、人類が二足歩行を行うために必要としてきた筋肉の使い方を思い出させる方法を、多くの人に確認してもらい、腰痛治療に役立ててほしいと願って本書を上梓《じょうし》することになりました。

刊行にあたっては、元プロ車いすテニスプレーヤーの国枝慎吾《くにえだしんご》氏をはじめとした体験手記を寄せていただいたみなさん、そしてコラムにおいて腹横筋の重要性について解説いただいた室伏広《むろふしこう》治《じ》スポーツ庁長官に多大なるご尽力をいただきました。ここに改めて深謝いたします。

２０２４年小寒《しょうかん》

著者記す

◉ 参考文献

『腰痛のプライマリ・ケア』金岡恒治・成田崇矢著　文光堂

『スポーツ障害 予防と治療のための体幹モーターコントロール』金岡恒治編　中外医学社

Morito T, Akuzawa H, Okubo Y, Adachi G, Oshikawa T, Kaneoka K. Comparison of abdominal muscle activity with various verbal instructions and onset activity analysis during draw-in maneuver. J Exerc Rehabil. (2022) 26:18(4):264-271.

Morito T, Kaneoka K. Sacroiliac joint pain increases repositioning error during active straight leg raising. European Spine Journal (2023) 32:2042–2047.

『ゾーンの入り方』室伏広治著　集英社新書

◉ 著者プロフィール

金岡恒治

(かねおか・こうじ)

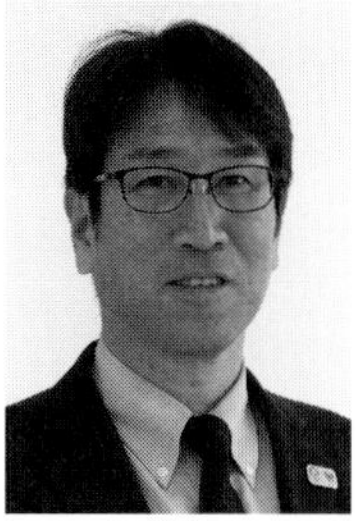

1988年：筑波大学医学専門学群卒業・筑波大学レジデントコース
1998年：筑波大学大学院博士課程医学研究科修了
1998年：東京厚生年金病院整形外科医長
2000年：筑波大学臨床医学系整形外科講師
2007年：早稲田大学スポーツ科学学術院准教授
2012年：早稲田大学スポーツ科学学術院教授

資格・役職：日本整形外科学会認定専門医・脊椎脊髄病医、日本水泳連盟参与・医事委員会副委員長、日本スポーツ協会（JSPO）公認スポーツドクター、JSPO医科学委員・アスレティックトレーナー部会員ほか。
シドニー、アテネ、北京オリンピックの水泳チームドクターを務め、ロンドンオリンピックには日本オリンピック委員会（JOC）本部ドクターとして帯同した。アスリートの障害予防研究に従事し、体幹深部筋研究の第一人者。運動療法の研究・教育・実践に携わる。
2023年日本仙腸関節研究会会長、2024年日本スポーツ整形外科学会会長。
東京・広尾のSPINE CONDITIONING STATION（☎ 03-6459-3110）にてセカンドオピニオン外来を実施している。

その痛《いた》み、仙《せん》腸《ちょう》関《かん》節《せつ》障《しょう》害《がい》かも？

腰《こし》・お尻《しり》・足《あし》の痛《いた》みが消《き》える腹《ふく》横《おう》筋《きん》エクササイズ

2024年1月25日　第1版1刷発行

著　　者　金《かね》岡《おか》恒《こう》治《じ》
発 行 人　池田哲雄
発 行 所　株式会社ベースボール・マガジン社
〒103-8482 東京都中央区日本橋浜町 2-61-9 TIE 浜町ビル
電話 03-5643-3930（販売部）
電話 03-5643-3885（出版部）
振替口座 00180-6-46620
https://www.bbm-japan.com/

印刷・製本　共同印刷株式会社

Printed in Japan
ISBN978-4-583-11647-1 C2047